俊秀

青 年 书 系

策划人　郝宁

上海市浦江人才计划
项目成果

给癌症患者、
家属及工作者的
参考书

周宁宁 / 著

生命的脆弱与力量

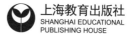

上海教育出版社
SHANGHAI EDUCATIONAL
PUBLISHING HOUSE

序

　　近年来，癌症已成为威胁人类生命健康的重大公共卫生问题，无数家庭和个人因此陷入困境。2018 年，世界范围内的新增癌症患者数达 1 810 万，其中患癌死亡人数达960 万。全世界平均每 5 位男性和每 6 位女性中就分别有1 位得癌症，每 8 位男性和每 10 位女性中就分别有 1 位因癌症死亡。2019 年全国癌症报告指出，在中国，每年有大约 380 万新发癌症患者，有大约 229 万人因癌症死亡，而且癌症的发病率和死亡率在不断上升。癌症已经排在城镇居民死因的第一位，排在农村居民死因的第二位。

　　然而，罹患癌症并非陷入绝境，它是一种挑战，更会唤醒人对生命的深度理解。在目睹众多癌症患者与疾病抗争的过程中，我深深感受到他们身上坚韧不屈的生命力，以及他们背后亲朋好友无私的支持与陪伴。这种力量源自对生命的珍视，对未来的向往，以及超越自我的决心。我希望能将这些动人的故事和抗癌历程凝结成一种精神力量，传递给每一个正在或即将面对癌症的人，让他们知道自己并不孤单，癌症面前，有爱、有科学、有希望。

本书内容涵盖癌症患者与家属的心理状况及其影响因素，癌症患者家庭成员的互动过程，如何从心理层面关怀与照料癌症患者及家属，既注重科学性，也强调人文关怀。对于患者，我希望本书能成为你了解患癌后的心理变化、调整心态、改善心理状况的实用指南；对于家属，本书能帮助他们更好地理解和接纳患者的身心变化，提供有效支持，共同渡过难关；对于医疗工作者，本书可以深化对患者个体化需求的认识，强化全方位、全周期的医疗服务理念。我希望，通过阅读此书，患者能获得生活的勇气，坚定信念，明白生活质量同样重要，即使在最艰难的时刻也能笑对人生，活出精彩；家属能够收获力量，学会陪伴，懂得如何在关爱他人的同时也照顾好自己的情绪与健康；医护人员则能在专业道路上更加以人为本，用爱心和智慧去温暖每一颗因病痛而颤抖的心灵。

在写作本书的过程中，我的一位至亲被确诊为癌症。在抗癌的过程中，我们整个家庭切身体验了在这一突如其来的打击下的心理变化。最初得知诊断结果时，我们都感到震惊，难以接受这一残酷的事实；随后，面对现实，我们感到悲伤与失落；再到犹豫地选择治疗方案，深感迷茫与无助；最终确定治疗方案时，开始坚定、无畏，勇敢抗癌。我的家人并非医学专家，也没有太多心理学知识，我

序

却从他们身上看到了人类在面对灾难时展现出的爱、智慧和力量。他们用有限的能力给予经济支持和生活照料，用眼泪和话语表达爱与关心，用朴实无华的言语注入希望和勇气。我还看到，患者从一个抑郁、敏感的人，逐渐转变为一个坚强、情绪稳定并努力宽慰家人的战士。这个过程深深触动了我，爱、韧性、勇气、坚持、信心、乐观，这些无不体现了生命的力量。

此外，随着医学技术的发展，癌症晚期患者的生存期得以延长，生存质量得到改善。癌症正逐渐被视为一种慢性病，而非不治之症。从这个意义上来说，这不仅是医学领域的巨大成就，更是人类在面对疾病时智慧与勇气的体现。

在此，我想由衷地感谢在本书写作过程中给予我支持和帮助的人。感谢我的家人，你们用行动让我感受到生命的坚韧与温暖；感谢为本书贡献真实故事的癌症患者和家属，你们的信任与分享让本书更具温度和意义；感谢我的学生申了、任妃、吴泠伶、李瑛瑛、姚文为本书收集资料、整理文献、参与初稿写作，你们的努力和认真让我感动。特别感谢我的导师王建平教授，以及在我入职后给予我诸多支持的席居哲教授，你们的指导不仅拓宽了我的学术视野，更让我体会到科学研究与人文精神结合的重要价值。

感谢上海教育出版社和华东师范大学心理与认知科学学院对本书的大力支持，尤其感谢编辑金亚静和徐凤娇，是你们的耐心与专业，让本书的呈现更完整、清晰。

最后，我想说，生命固然脆弱，却也蕴藏着无比强大的力量。正如凤凰涅槃，每一次磨难都可能成为生命升华的契机。愿本书如一盏明灯，照亮每一个在黑暗中摸索前行的身影，让我们一起见证生命的奇迹，感受生命的尊严，领悟生命的价值，共同创造一个充满希望与关爱的世界。

目录

第一章

患癌路上，如何拥抱改变

随着医疗水平、整体生活水平的提高，人均寿命延长，癌症的确诊率日渐上升，越来越多的癌症患者能生存下来，有的甚至能和癌症共存很长一段时间。此时，新问题出现了：癌症及相关药物对患者的身心健康产生严重影响，进而影响生活质量。如今，疼痛、疲劳、疾病引起的身体机能障碍已被广泛了解，但人们对焦虑、抑郁、人际关系紧张等问题产生的心理影响还缺乏关注。帮助患者理性地对待自己生理和心理上的改变，可以让患者及其家属更重视生命的质量，而非一味追求长寿。更长远地想，这样做还能为全社会创造一个有利于癌症患者的生存环境。

接纳情绪的起伏跌宕

抑郁

抑郁情绪在癌症患者中颇为常见，它表现为一种沉重且持久的情感低谷，患者可能会时常觉得心情压抑、闷闷不乐，甚至丧失往日的热情和活力。他们可能会发现自己对曾经热衷的事物提不起兴趣，作息紊乱，食欲减退，精神不易集中，自我评价走低等。极端情况下，部分患者会出现自杀念头，甚至付诸行动。不少患者在经历了身体健康的恶化和生活习惯的颠覆后，难免会因为失去过往的正常生活而备感哀伤和忧郁。不过，认识到并理解这些情绪的普遍存在，有助于我们以更包容和关爱的态度去陪伴和支持他们走出人生的阴霾。

在抑郁情绪的不同水平上，我们把并未达到病理程度的悲伤称为功能性正常的抑郁，它更像每个人在生活中偶尔会遇到的情绪低谷。与此相对的是功能性失调的抑郁，即我们常说的重度抑郁症状。参照表 1-1，我们可以看到，在有非病理性悲伤情绪的患者眼中，尽管被确诊为癌症或面临相关的困难情境，他们仍然能看到生活的积极面，坚信无论现在的情况多么糟糕，未来仍有希望好转。他们经历的悲伤并没有侵蚀他们对自我价值的认知，反而使他们能够捕捉生活中的点滴快乐，坚守生存的决心，并始终保持与亲人朋友的良好互动和情感联络。换句话说，尽管短暂的悲伤不可避免，但他们依旧保持着对生活的热爱和对他人的亲近，使悲伤成为他们的坚韧与勇气的一部分。

表 1-1　悲伤与重度抑郁的不同心理特征

悲伤 （功能性正常的抑郁表现）	重度抑郁 （功能性失调的抑郁表现）
与他人保持亲密和联系	感到孤独
相信事情会好转	觉得现状是持久的
可以享受快乐的回忆	对过往过度自责与后悔
自我价值感高	自我批评式的反刍 / 自我厌恶
随着癌症的情况而波动	持续的、渗透的、普遍的
可以想象未来	对未来充满绝望
有保持愉悦的能力	对活动失去兴趣
有保持生存的意志	有自杀想法 / 行为

注：引自《癌症学和姑息治疗中的精神药理学：实用手册》中"癌症患者抑郁症的药物治疗"一章。

相比之下，重度抑郁困扰下的癌症患者，不管是对待疾病还是对待自我，都常持悲观、消极的观点。他们倾向于认为癌症病情无法改善，对未来感到迷茫、无助。这样的心理状态使他们感到孤立无援，逐渐远离社交活动，经常苛责自我，甚至滋生放弃生命的念头。数据资料显示，在癌症患者群体中，大约每 6 人中就有 1 人饱受重度抑郁之苦，每 5 人中就有 1 人报告存在轻度抑郁或持续的心境不佳。值得注意的是，癌症患者抑郁症状的发生率比普通人高出不止一倍，几乎是普通人群抑郁症状发生率的三倍之多。纳泽（Abdallah Y. Naser）等人的最新研究进一步揭示，相较于门诊治疗的患者（约占 14.5%），住院治疗的癌症患者的抑郁症状发生率更高（占 37.1%）。这意味着，对于住院治疗的癌症患者，提供及时、有针对性的心理关怀与支持显得尤为关键和迫切。

张阿姨是一位乳腺癌患者，在被确诊后的几个月内，她的情绪发生了明显变化。起初，张阿姨还能够积极面对治疗，但随着时间推移，她开始出现持续的低落情绪，时常哭泣，不愿意与亲朋好友交谈，觉得自己的病情无法好转，对未来失去信心。原本爱好烹饪、园艺的她，现在对这些活动都无法提起兴趣，觉得一切都失去了意义。

此外，张阿姨的睡眠质量也急剧下滑，经常整夜难眠，白天却又昏昏欲睡，精神萎靡不振。她的食欲减退明显，体重快速减轻，尽管家人和医生尽力劝慰和鼓励，但她依然深陷悲观情绪，时常抱怨自己是个负担，治疗依从度也开始降低，甚至多次表达想要放弃治疗。

抑郁情绪有时也可能源于较为严重的身体不适，如疼痛、贫血、激素水平变化或是某些药物产生的不良反应。科学研究发现，癌症本身及其治疗过程，以及个体对疾病的心理和生理应激反应，都可能诱发人体内产生一定量的炎症介质，如白细胞介素 -1、白细胞介素 -6 和肿瘤坏死因子 -α 等。这些炎症介质的存在，可能无形中加剧了抑郁症状，使患者的情绪更为低落。简而言之，当身体遭受病痛的侵袭时，尤其是癌症这种复杂的疾病，生理上的痛苦会与心理上的抑郁相互交织，彼此影响，加重情绪负担。这就提示我们，在关心患者心理健康的同时，也要关注并妥善处理其生理痛苦，以便更全面地帮助他们抵抗抑郁情绪，点亮心中的希望之光。

个体、心理、社会等层面的因素也可能会加重抑郁。比如，有的患者获知确诊患癌时，就觉得自己被下了"死亡通知书"，在不久的将来会离世，很容易产生绝望感。癌症的治疗和预后有很多不确定的因素，这可能会给患者带来压力，使患者对自己和生活没有信心，感到未来没有希望。患者在治疗中不得不依靠手术、药物，如果身体功能不如以往，不得不需要家人在旁协助做一些在以前看来非常简单的事情，比如洗头、吃饭等，这也很容易让患者产生"自己没用""活着没有价值""是他人的累赘"等感受。这些心理层面的变化，都有可能导致患者产生抑郁症状。另外，倘若患者家庭经济拮据，缺少来自家人和朋友足够的关爱与支持，患者更容易感受到生活的艰辛和命运的不公，由此陷入孤立无援的状态，进而加重抑郁情绪。因此，无论是个人心理、生理状况的改变，还是社会支持体系的缺失，都可能成为癌症患者抑郁症状加剧的原因，所以我们更应以温暖、关怀的态度去理解他们，并帮助他们走过这段艰难时光。

抑郁可能会对癌症患者的身心健康产生严重的负面影响。即使有些时候未达到临床诊断标准的重度抑郁症程度，也可能会对患者的生活质量和身心健康带来负面的结果。哈默米勒（C. Hammermüller）等人的研究将癌症患者与健康人群在抑郁、疲劳程度和生活质量上进行了对比，结果显示癌症患者更容易出现抑郁症状，感受到更强烈的疲劳，整体生活质量普遍低于健康人群。在一项针对 563 名癌症患者的研究中，科学家们注意到，在诸多影响生活质量的因素（比如全身炎症增加、活动能力减弱、食欲减退、气促、疼痛、抑郁水平等）中，抑郁症状的影响尤为突出，明显预示着患者生活质量的高低。

抑郁情绪会使癌症患者对自身症状的管控变得更为棘手。当抑郁缠身，患者在自我管理上可能变得越发吃力。此外，抑郁不仅会妨碍患者维持原有的生活功能，降低他们对治疗的配合度，还可能延长在医院接受治疗的时间。与此同时，抑郁也可能使患者在心理上更加畏惧治疗或消极对待生命的延续。

值得关切的是，悲伤和抑郁时常被癌症患者忽略，很多人误以为它们仅仅是疾病本身的自然反应或治疗过程的必然产物。诚然，面对癌症的确诊，产生抑郁情绪是人之常情，但这些情绪症状并不一定会随着治疗的结束而消失，反而有可能持续。有研究关注癌症患者的心理变化，结果发现，患者在诊断和治疗期间的抑郁症状，竟然可能延续长达两年之久。然而，令人欣慰的是，心理干预手段已被证实能够有效地改善癌症患者在疾病各个阶段的抑郁状况。因此，我们必须高度重视癌症患者所面临的抑郁情绪，用体贴入微且专业的心理干预方法，给予他们足够的关心和帮助，陪伴他们共同度过这段充满挑战的时光。

焦虑

焦虑也是癌症患者经常面临的一种情绪体验。它不仅体现为心理层面的各种症状，如紧张不安、突如其来的恐慌、害怕失控、心烦意乱、易发脾气、对未来满怀忧虑等情绪波动，还会在生理层面显现出来，如心跳加速、头疼或肌肉酸痛、食欲减退或暴饮暴食、胃部不适、恶心呕吐、身体颤抖、胸口憋闷、睡眠过多或过少、难以专注等体征。同时，焦虑还会影响患者的行为模式，比如注意力分散、坐立不安，晚上辗转反侧、难以安眠等。这些复杂的身心反应，让人感到困扰和不适。因此，我们要用理解和关爱的目光，陪伴癌症患者面对并化解焦虑情绪，帮助他们在挑战中找到安宁与力量。

在癌症确诊与治疗的过程中，患者会遇到很多令人担忧和惧怕的事情。他们可能会纠结于治疗方案是否合适，对疾病带来的疼痛、疲惫等身体不适深感忧虑，同时也害怕化疗可能带来不良反应或副作用。这些恐惧和顾虑易催生紧张和焦虑情绪。在癌症治疗的全程中，焦虑可能随时间而逐渐加深。比如，乳腺癌患者在接受乳房切除手术后，往往会有更为明显的焦虑。化疗疗程中，有高达一半甚至更多的患者在经历恶心、呕吐等典型的身体反应后，会出现焦虑情绪的升级。放射疗法也会让患者内心深处充满恐惧和担忧，这些心理压力加剧了他们的焦虑反应。总之，每个治疗阶段都可能带给患者不同的心理挑战，而这些挑战会使焦虑情绪在癌症患者身上尤为突出。

除此之外，在癌症治疗的全过程，从开始前、进行中直至结束后，患者都可能背负着各式各样的压力。很多人会因为各种现实问题而感到困扰和压力重重，比如医疗保险能否承担所有诊疗费用，怎样寻找情感寄托和获取可靠信息，如何在日常生活中获得实质的帮助，工作与生活将会受到何种程度的影响，等等。这些问题带来的压力，无疑会进一步加重患者的焦虑和紧张情绪。所以，我们要深刻理解并体贴患者在治疗前后所面临的各种难题，以温暖而有力的支持陪伴他们走过这段充满挑战的旅程，帮助他们逐一解开疑惑，减轻心理压力，从而更好地面对并战胜癌症。

　　李先生是一位肺癌患者，在接受化疗期间，他表现出明显的焦虑症状。首先，他对每次治疗的效果过分担忧，时常在治疗间隙查看网上各种信息，对治疗结果和预后产生过度的不确定感，以至于无法集中精力去做任何事情，晚上也无法安然入睡，经常半夜醒来且满脑子都是关于癌症复发或转移的担忧。

　　李先生在去医院复诊或者接受治疗时，经常会感到心跳加速、出汗、手脚发抖，甚至出现濒死感，尤其是在注射化疗药物时，他的焦虑症状尤为严重，有时候甚至需要医护人员进行安抚才能完成治疗。

　　此外，李先生还对生活中的小事表现出过度的紧张和不安，比如担心自己免疫力下降导致感冒，或者担心食物摄入不当会影响治疗效果，以至于在饮食选择上异常谨慎，几乎到了神经质的地步。他还经常对家人诉说自己"总觉得快要不行了"的想法，对未来的规划和希望几乎全部破灭。

　　这些表现都反映出李先生作为一名癌症患者在面对疾病时，除了要应对身体的痛苦外，还深受焦虑情绪的困扰，这种心理状态对他的康复和生活质量都产生了显著的影响。

阿什伯里（Fredrick D. Ashbury）等人在两年的时间里对接受癌症治疗的 913 名患者进行研究，发现有超过四分之三（77%）的患者经历过焦虑情绪的困扰。梅内特（Anja Mehnert）等人对 2 141 名癌症患者进行横断分析，发现有超过十分之一（11.5%）的患者在过去一个月内达到焦虑障碍的诊断标准。沃茨（Sam Watts）等人进一步揭示，在癌症治疗的不同阶段，患者的焦虑现象普遍存在：治疗前的焦虑发生率为 27%，治疗期间为 15%，治疗后则为 18%。这意味着，焦虑如同一条隐形的线索，串联起癌症患者从患病到康复的全过程，是他们在抗击病魔过程中不可忽视的情感体验。

在关爱患者心理健康的过程中，我们需要细心观察并区分不同类型的焦虑障碍，依据其诱发因素与具体表现进行准确的评估和诊断。以广泛性焦虑障碍为例，患者内心的忧虑和恐惧通常涉及多个领域，可能是对癌症的各种症状和疾病进展的担忧，或是对癌症筛查、治疗效果、药物副作用等方面的持续不安。这种焦虑并非局限在一个特定问题上，而是弥漫在生活的各个方面。此外，针对晕针（或晕血）症状的患者，他们的焦虑更具体、明确，主要是极度恐惧针头或血液。在面对如抽血、化疗输液等医疗操作时，他们可能出现昏厥等情况。再者，健康焦虑则表现为一种对自身健康状况持久且过度的担忧，患者常常被与健康有关的忧虑占据，这种焦虑不仅对个人身心健康造成负面影响，还可能波及其社交和日常功能。因此，了解和识别这些不同的焦虑类型，是为了给予患者更为贴切、细致的心理关怀和治疗支持，帮助他们在面对癌症挑战时，能够更有力地抚平内心的波澜，找到前进的力量与勇气。

创伤后应激障碍

创伤后应激障碍（post-traumatic stress disorder，PTSD）是在经历创伤事件后，出现闯入、高警觉、回避等三个方面的症状。具体表现为与创伤事件有关的痛苦梦境或做噩梦，不由自主地反复出现关于创伤事件的痛苦记忆，好像重新经历创伤事件（闪回），易受惊吓和时刻提防危险，易怒、暴躁或攻击性行为，试图避免回想或谈论创伤事件，避免接触引起创伤回忆的地点、事件、人或物品，睡眠困难，强烈的内疚感或羞愧感，对过去喜欢的日常生活或活动缺乏兴趣，对家人和朋友有疏离感，难以体会到积极情绪，等等。

在第四版《精神障碍诊断与统计手册》(Diagnostic and Statistical Manual of Mental Disorders-4，DSM-4）中，"被诊断为严重疾病"是潜在创伤性应激源之一。然而，DSM-5 删除了这一应激源并提出，癌症只有在"突然的"和"灾难性的"情况下才被视为创伤性事件。

实际上，在面对癌症的过程中，许多人可能会出现类似创伤后应激障碍的症状。无论是初次听到诊断结果时的震惊，还是癌症本身或治疗带来的身体疼痛，抑或是进行一系列检查、治疗程序的煎熬，以及等待检验结果时的忐忑，长期住院治疗的压力，对癌症复发的恐惧或真的复发，都可能成为触发创伤性应激反应的情境。癌症作为一个多维度、充满变数、持续不断的压力源，无疑给患者心理带来极大的考验。因此，我们要以更加贴近生活、充满关怀的方式来关注并理解癌症患者可能遭遇的种种心理挑战。

在面对癌症的每一个阶段，无论是刚得知诊断消息，还是正在进行治疗，甚至在艰苦的治疗过程结束后，患者都可能产生类似创伤后应激障碍的症状。许多在癌症斗争中受创的人，会在不经意间被突如其来的情绪冲击，某个瞬间、某个场景会勾起他们对癌症经历的痛苦回忆，仿佛又回到那个艰难的困境。这样的感受，就如同再次面对一场心灵的风暴，让人备感挣扎与困顿。

去做骨髓活检时经常穿过的医院大厅成了吴先生一段痛苦回忆的起点。即使后来不再需要进行骨髓活检，但每次踏入这个大厅，他心中仍会涌现深深的痛苦。因为在那个看似普通的医院大厅里，隐藏着他太多难以忘怀的苦涩记忆：一次次忍受化疗带来的剧烈痛苦，皮肤被射线烧灼的刺痛感，在生死边缘挣扎的移植手术……这些画面一幕幕在脑海重现，让他无法释怀。因此，对他来说，这个大厅不仅仅是一个空间，更承载着他抗癌路上的艰辛。

刘女士在康复阶段分享她的内心困扰时，透露了她对驾驶的恐惧。车厢内封闭的环境不经意间唤起了她在治疗过程中的难忘体验。熟悉的封闭感，令她回忆起曾躺在病房病床上的孤独时光，以及在接受放射治疗时，被安放在 CT 扫描室内狭小检查台上的无助时刻……

与癌症相关的创伤后应激障碍在患者中具有一定的普遍性，发生率为 0%—35%，统计数字通常为 10%。值得关注的是，这种心理创伤在癌症康复者中可能存在较长时间，甚至终身相伴。一项汇集

4 189 名癌症康复者心理状况数据的研究综述显示，一生中曾有过与癌症相关的创伤后应激障碍症状的康复者达 12.6%，后续（截至研究时）仍受此症状困扰的则占 6.4%。

尽管多数癌症患者未必符合创伤后应激障碍的确诊条件，但在诊断初期、手术阶段、住院治疗以及治疗过程的某些环节，他们多少会体验到一些相似的症状。詹姆斯（Janey James）等人的研究发现，三分之一的患者报告出现与癌症相关的创伤后应激障碍症状，三分之二的患者报告出现与癌症有关的回避想法或行为。

癌症患者若出现严重的创伤后应激障碍症状，他们的生活质量往往受到较大影响。当这些症状越发明显时，患者的身体机能通常会变得更弱，他们在担任诸如父母、配偶等社会角色时的满意度也会相应降低，总体生活质量大打折扣。普利莫（Kari Primo）等人也发现，与癌症相关的痛苦回忆和闪回次数越多，患者的心理调适能力就越弱。这意味着，患者在与癌症抗争时，还要面对心理创伤带来的困扰，这对他们的身心健康构成双重挑战。理解并有效缓解创伤后应激障碍症状，对于提升癌症患者的生活质量，帮助他们重拾自信，回归正常生活轨道，具有极其重要的意义。

疾病进展恐惧

疾病进展恐惧（fear of progression），也称害怕癌症扩散或害怕癌症复发（fear of spreading or fear of recurrence），是患者最常遇到的、最重要的问题之一。疾病进展恐惧最初由丹克特（Andrea Dankert）等人提出，它描述了患者对疾病有可能持续恶化或再度复发的深深担忧，这样的恐惧往往伴随着各种复杂的情绪体验，如焦虑、抑郁，以及影响生活质量的行为表现和生理变化。一些人担心癌症会扩散至身体其他器官，所以每当身体出现异样，就紧张不已，生怕病症已有所蔓延。还有一些人虽已成功战胜病魔，获得临床意义上的痊愈，却仍然难以摆脱对癌症复发的担忧。他们总是过于警惕任何可能的复发信号，不断地在网上搜寻关于癌症预后的各类信息，只为给自己多一份安心。

疾病进展恐惧与传统的精神病学中定义的焦虑障碍（比如广泛性焦虑、恐慌症或特定环境恐惧症）有着本质区别。不同于后者的焦虑和担忧往往缺乏现实依据或超出实际情况，疾病进展恐惧建立在真实情况的基础上，患者对此产生的忧虑与警惕在很大程度上是可以理解的，也是人性本能的表现，是合理的、正常的。例如，有研究表明，癌症患者可能会长期体验到持续的、夸大的、紧扣现实的恐惧感。有调查研究显示，在1 721名不同类型的癌症患者群体中，大约每3人中就有1人表示，疾病进展恐惧对他们的生活构成极为严峻的挑战。而对刚被诊断为癌症的新患者来说，这个比例更高，竟有超过半数的人（56%）出现了符合临床诊断标准的疾病进展恐惧。

如此强烈的恐惧情绪，可能导致患者在求医过程中出现过度警觉和过度诊疗的行为。例如，由于害怕癌症恶化，患者可能对自身任何细微不适都高度敏感，频繁向医生咨询，或是自行在网络上搜索大量相关信息，力求确认自身的健康状况。这种过度关注和担忧，无疑是患者在与疾病斗争中难以忽视的心理挑战。

　　王姐自打出院以来，总是惶恐不安地担忧癌症可能会复

13

发。她了解到卵巢癌复发的可能性相对较大，加上自己当时已是三期，这让她在日常生活中无时无刻不在担忧，哪怕是挑选一日三餐时，也会忧虑这道菜肴是否会引发病情反复。

医生聆听她的困扰，宽慰她："王姐，你要知道，你的治疗效果一直很不错，与其沉浸在无尽的忧虑中，不如试着把精力投入到能让你快乐的事情中。"

王姐沉默片刻，小心翼翼地问："这样做真能防止复发吗？"

医生看着她，坚定地回答："是的，王姐，只要你心态乐观，积极面对生活，相信自己，就是在为战胜病魔付出努力。"

实际上，影响卵巢癌复发的因素多种多样，其中心理因素的作用很重要。特别是病友们心中挥之不去的对复发的担忧与恐惧，以及由此衍生出的焦虑情绪，确实成为影响康复的一大因素。适度的警惕和担忧可以激发病友们对出院后康复和复查的认真态度，然而，一旦这种恐惧超过了适宜的限度，就可能过度消耗病友们的精力，甚至对休息和康复进程产生负面影响。

疾病进展恐惧也是介于功能性正常与功能性失调之间的连续谱。当这种恐惧感加剧时，它可能会像乌云笼罩一般，阻碍患者有效地应对癌症治疗，影响他们按时接受治疗的决心，以及日常生活的舒适度和社会角色的正常履行。此时，适度的心理疏导和支持显得尤为必要。要知道，疾病进展恐惧与个体的整体身心健康息息相关。对疾病进展怀有高度恐惧的患者，他们的生活质量往往相对较低，心理状态也不那么乐观。研究表明，此类患者更容易受到抑郁情绪的困扰，其抑郁指数普遍偏高。同时，他们的焦虑水平也会随之上升。不仅如此，这些患者在癌症治疗后更容易遭受创伤后应激障碍的影响，相关症状更为突出。简而言之，对疾病进展的强烈恐惧不仅影响患者的生理恢复，也深深影响他们心理健康的方方面面，因此，适时的心理干预有助于缓解这些负面情绪，提高患者的生活质量和心理韧性。

某种程度上，疾病进展恐惧也可以转化为一种潜在的动力。当患者对癌症扩散或复发保持警惕时，他们往往会更加自觉地采取行动来规避这些可能性。举例来说，他们会更为积极地配合医生的治疗，治疗遵循度也因此提高，从而有望取得更好的疗效。同时，这类恐惧也可能促使他们下定决心摒弃不利于健康的习惯，比如不再熬夜、戒烟限酒等，积极投身有益于身心的活动，比如定期进行健康检查、坚持均衡饮食等。霍金斯（Nikki A. Hawkins）等人的研究揭示了一个现象，即根据患者较强的疾病进展恐惧，一定程度上可以预见他们更愿意作出积极的生活方式转变，比如选择健康的生活习惯。换句话说，虽然疾病进展恐惧带来了困扰，但它同时也可能是引领患者采取更好的生活方式、提高生活质量的一面旗帜。

其他常见情绪

在癌症的诊断和治疗阶段，患者体验到丰富而复杂的情绪反应十分正常。比如，患者可能会有难以排解的痛苦、愤懑的情绪波动，对未知的担忧和恐惧感，同时伴随着对康复的期待与希望，承受来自内外的压力，经历失落与悲伤，甚至会陷入深深的内疚与孤独。然而，这些情绪背后也可能蕴含对生活的珍惜与感恩，以及对即将面临的人生转折的预期性哀伤。无论如何，这些情感体验都是人性的自然流露，应当得到理解和接纳。

当一个人初闻自己被诊断为癌症，那种痛苦与无力感是相当普遍且可以理解的。面对未知的生命长度，频繁往返医院，原有的生活节奏被打乱，再加上接触一堆晦涩难懂的医学专业术语，患者很容易感到迷茫和无助，甚至为无法继续享受生活中的种种乐趣而沮丧不已。这些突如其来的生活巨变，极可能让患者产生无所适从的感觉。然而，随着时间的推移，当患者和家人逐渐熟悉癌症的相关知识，深入了解各种可行的治疗途径，并对未来可能的情况有更清晰的预见，那么生活秩序也将逐渐重建。在这个过程中，最初产生的失控感会逐渐减轻，生活会慢慢回归有序状态，患者也能重新掌握自己的生活，找回对未来的信心和生活下去的力量。

在面对癌症的过程中，愤怒是一种极其普遍且正常的情绪表达。许多人在得知自己患病后，脑海中会浮现出"为什么会是我？""为什么我要承受这一切？"的疑问。有的人会将愤怒指向主治医生，有的人则可能对身边的健康家人、朋友甚至陌生人产生怨怼；也有人会对自己感到不满，懊悔自己过去可能忽视了健康，没能更好地照顾身体。同样，有人会对着苍穹宣泄不满，质疑命运为何如此不公，让自己遭受这般苦难。愤怒往往伴随着其他复杂的情绪，如恐惧、惊愕、挫败感、失望、焦虑、无助等。短期来看，愤怒可以作为一种动力，激励患者采取行动、寻求改变。然而，长久且持续不断的愤怒或不满情绪，则可能给患者本人及周围关心患者的人带来沉重的负担。当你感到愤怒时，无须强装镇定，不妨试着敞开心扉，与信任的家人或朋友分享你的感受。通过倾诉与交流，你也许能够找到情绪释放的出口，在这一困难时期更有信心战胜病魔。

恐惧和忧虑是癌症患者常见的心理反应。患者会有很多实际的担忧，比如说对癌症本身可能带来的疼痛、治疗过程中的体力衰弱或身体机能受损、无法照顾家庭成员、医疗费用的累积、无法继续工作，甚至是对死亡的恐惧。这些担忧中，有些是外界流传的不实信息或误解造成的。因此，尽可能多地去获取正确、权威的医疗信息，学会分辨真实与谣传，对于减轻患者不必要的恐惧和担忧十分有益。了解真相，就如同在黑夜中点亮一盏明灯，不仅能驱散迷茫与恐慌，也能为患者带来平静与力量。

在面临癌症终末期时，患者常常会体验到一种名为"预期性哀伤"的情感状态。不论时间长短，他们都必须走过一段预计自己生命将走到尽头的路程。患者在知晓自己寿命有限的情况下，常常会极度恐惧死亡的到来；在死亡逼近时，他们可能会感到深深的孤独，对现实世界充满眷恋，对亲人朋友无比依赖；而在治疗的后期，他们可能会出现情绪消沉，甚至在心理和行为上抗拒治疗。长时间、高强度的预期性哀伤不仅可能加快癌症的发展速度，影响症状的控制，还会加重负面情绪的反应。适时且适当的生命教育和死亡教育，可以帮助终末期癌症患者调整心理状态，从对死亡的极度焦虑与恐惧逐渐过渡到接受与面对死亡，这样的引导和陪伴能够让患者在生命的最后阶段感受到更多的平静与尊严。

当人们勇敢地接受自己身患癌症的事实后，依然可以怀揣希望。实际上，有许多让人们在面对癌症时保持乐观的依据和想法。如今许多癌症患者能够在患病后生存很长时间，甚至多年后依然健在。随着现代医疗技术的不断发展，越来越多的人能够与癌症和平共处，甚至战胜病魔。即便在治疗过程中，患者依然有能力过上积极向上、正常有序的生活。心怀希望可以帮助身体应对癌症，甚至战胜癌症。以下是一些重建希望的方法：

- 像平时一样规划每一天；
- 不要因为患有癌症就限制自己做喜欢的事情；
- 寻找"人生仍有希望"的依据或想法，写下来或者告诉其他人；
- 多做户外活动；
- 依靠宗教体验或灵性体验；
- 多看癌症幸存者积极生活的故事。

许多癌症患者都会感到内疚。他们会责备自己让家人或朋友失望，担心自己成为家庭的负担。或者，他们忌妒其他人拥有健康的身体，也会因此而内疚。也有人会责备自己，认为是以前没有养成良好的生活习惯，导致得了癌症。要记住，患癌不是某个人犯的错。

　　一位患者说："每当我忍不住责怪自己，认为过去不健康的生活方式引发了癌症，内心充满内疚、自责和悔恨时，我会想到那些无辜的小孩，他们本是拥有最健康的生活方式的群体，却同样遭遇了癌症的侵袭。我会反思：既然连小孩也会得癌症，那么癌症背后肯定有很多复杂的因素在起作用，不应单纯归咎于个人的生活方式。这样的反思让我明白，患上癌症并不是我的过错，任何人都可能成为癌症的受害者。我们应该理解，癌症的发生往往是多重因素交织的结果，不是单一原因所能解释的。"

在面对癌症的过程中，患者感到孤独或与他人疏远是很普遍的现象。他们可能会有这样的体会：自从生病，似乎周围的人都不再像以前那样关心自己，朋友们不再前来探望，电话问候也减少了，甚至不能再参与自己喜欢的活动，出行也受到限制。他们会觉得，没人真正理解自己正在经受的痛苦与挑战。治疗结束后，患者同样可能面临孤独的困扰。例如，他们可能感觉到医护人员不像治疗期间那样密切关注自己，有种被冷落、被忽视的感觉。此外，部分家人和朋友误以为既然治疗已经告一段落，患者应该能恢复正常生活，因此减少了对患者的关爱与陪伴，这也无形中加深了患者的孤独感。总的来说，这些因素都有可能加剧患者在抗癌路途中的孤独体验。

一些癌症患者视此疾病为生活的一个转折点，把它当作一次重新审视人生、珍视生活点滴的契机，并因此心生感激之情。他们可能会鼓起勇气踏入未曾涉足之地，重启未完成的梦想，更加珍惜与家人朋友相处的时光，努力修补受损的感情。这个过程起初或许充满挑战，但只要勇于尝试，便会发现生活中的无数美好。不妨从小事做起，如品尝一杯美味饮品，陪孩子玩耍嬉戏，与亲朋好友畅谈心事，亲手烹制一顿美食，等等。正是这些平凡而美好的瞬间，汇聚成人生的温馨与力量。

在日常生活中形成的观念与信仰，往往会在面对癌症时发挥重要作用，塑造我们如何理解和应对这一挑战。比如，有些人秉持着坚强信念，认为自己必须展现出强大的一面，以此来保护身边的家人和朋友不受伤害。有的人选择向身边的亲人、朋友，特别是经历过癌症并成功康复的幸存者求助，从他们那里汲取力量与经验。有些人则倾向于向专业心理咨询师或其他医疗专家寻求指导与帮助，借助专业人士的知识与技能来应对疾病。当然，也有一些人依托内心的信仰力量，从中获取安慰与支撑。每个人在面对癌症时，都有自己独特的应对方式和路径，这些方式和路径并无优劣之分，都是个体在逆境中奋力向前的独特姿态。

以下是一些研究发现的比较有效的情绪管理方法，可以试试看。

其一，真诚表达情感至关重要。当人们敢于直面内心的愤怒或悲伤等强烈情绪并表达出来时，就更容易打开心结，因此最好不要将这些情绪深藏心底。有的人会选择与家人、朋友、癌症康复者、支持团体或心理咨询师面对面交流，以此来抒发情感。如果有人不习惯口头表达，写日记或书信也是一种有效的情绪表达方式。

其二，不要因患癌而自责。有些人会认为自己的病是做了或没做什么而导致的，但科学至今未能完全揭示癌症发病的具体原因。每个人的体质各异，众多因素交织作用才可能导致癌症发生。并且，癌症不分人，每个人都可能遭遇。所以，请务必停止自我指责。

其三，不必强颜欢笑。有人在亲友面前总想展现坚强、乐观的一面，却忽略了表达真实的脆弱和悲伤。这样做只会加剧内心的焦虑、抑郁和孤独感。适时、适当地向亲朋好友展示脆弱的一面，正如一些患者所言："当我情绪低落时，希望家人朋友能理解，今天我只想安静地待在床上，也希望他们能接受我不佳的情绪状态。"

其四，尊重患者在任何时间、任何场所谈论癌症的意愿。对家人和朋友而言，和患者谈论癌症是一件既困难又重要的事情。尽管出于好意，但有时不知该如何开口。当患者准备好了，我们可以坦诚地与他们探讨这个问题。

其五，找到适合自己的放松方式。无论是正念冥想、引导性想象、深度放松练习，还是其他任何能让患者感到轻松的活动，都可以在焦虑和担忧时派上用场。比如，瑜伽、拉伸等运动也能带来积极的影响。

其六，保持乐观和积极的态度。鼓励患者走出家门，参与除治疗以外的活动，让注意力有所转移。散步、钓鱼或下棋都是不错的选择。

其七，找寻能让自己快乐的事物。每个人的兴趣爱好不同，如手工制作、摄影、阅读、剪纸等，或者从事一些创新性的艺术、影视、音乐和舞蹈等活动，都可以帮助患者找回快乐。

其八，把握自己能控制的事，让生活充满秩序。积极参与健康管理，主动提问，按照计划行事，作出有利于健康的积极改变，制定日程安排，都能让人感到生活更在掌握之中。虽然我们不能完全控制自己的想法，但可以尝试减少对负面想法的关注，欣赏生活中的积极事物，尽可能地想和做让自己感觉良好的事情，保持良好心态。

理解生活视角的转变

有关健康和疾病的认知

认知行为理论告诉我们，人的思维和行为模式可能引发并加剧癌症患者的一些心理和生理症状，如疲劳、疼痛、焦虑及对病情恶化的恐惧。患病经历可能导致人们对自身健康和疾病持有不客观的看法，比如过分夸大身体不适的严重程度，对身体的感觉、机能和表现作出歪曲的理解，认为病情恶化会超出自身承受范围，从而滋生焦虑情绪。为了减轻焦虑，患者会采取一系列所谓的"安全行为"，如反复检查身体、频繁就医、不停搜索医疗信息以求确定，试图阻止害怕的事情发生。然而，这种逃避行为反而使患者无法验证其恐惧的真实性，强化了焦虑情绪。这种循环往复的过程，让患者深陷疲惫，形成一种恶性循环。因此，理解和打破这种循环，引导患者采取更有效的应对策略，对于改善他们的心理状态和提高他们的生活质量至关重要。

癌症带来的身体反应，如疾病本身的急性症状（如感染和发热）以及治疗过程中可能出现的急性副作用（如疼痛和恶心），都可能使患者感到极度疲倦和痛苦。此外，这些生理反应会引发患者在心理和行为上的连锁反应，他们可能会对疲倦和疼痛产生过度消极的认知，比如"疼痛和疲倦永远不会消失""我再也无法忍受这种痛苦"，进而减少日常的身体活动。这些认知和行为模式的变化，反过来会加剧患者的疲倦和疼痛体验。

科研证据表明，对痛苦的灾难化认知确实会加重癌症患者的身体不适症状，如疼痛感和疲倦感，并可能带来更多的情绪困扰，如抑郁、焦虑和压力，从而严重影响生活质量。而当患者能够适度增加身体活动，加强锻炼，疲倦感反而会有所减轻。这意味着，积极生活方式的调整和适度的运动，对于减轻癌症患者的疲倦感和疼痛感，乃至提高生活质量，都有积极作用。

有关癌症的绝对化思维

　　癌症的挑战有时会让患者陷入极端的思考模式，他们往往只能看到"生或死""绝望与希望"的两极情况，而忽视了中间地带以及其他可能性。比如，有的人会将癌症等同于死亡，认为被诊断为癌症就意味着人生悲剧的开始。非绝对化的思维方式是指，即使面临不理想或不愿接受的结果，也理解其中并非只有彻底的不幸和无尽的黑暗，而有可能蕴含着转机和希望。因此，在面对生活的起伏时，我们不必因一时的挫折而彻底绝望，也不必因某件好事而盲目乐观，因为生活往往充满变数，难以完全准确预料。正如《道德经》所教导的，"祸兮，福之所倚，福兮，祸之所伏"，世间万物相生相克，好坏祸福可以互相转化，可以尝试以更为平和而通透的心态面对生活中的挑战与变迁。

　　对身处癌症挑战的患者来说，他们有时会陷入"我的病无法治愈""我肯定会旧病复发""癌症就是绝症，等于判了死刑"的绝对化观念中。但实际上，每位患者都有可能康复，并非注定要复发，得了癌症也并不一定意味着生命的终结。只是，许多患者暂时只能看到这一种可能性，而忽视了其他出路。因此，医护人员可以耐心地与患者进行深入的认知沟通和辅导，帮助他们拓宽视野，逐渐摆脱绝对化的思维方式，理解并接纳存在的多种可能性。在温暖的关怀和科学指导下，患者将更有信心面对疾病，迎接生活中的光明与希望。

　　以下对话呈现了一位治疗师对一位癌症患者的绝对化思维开展认知工作的过程。患者得了肺癌，是一位工程师，53岁。他经历了几次化疗，治疗过程很顺利，但他仍然有一些让其焦虑的想法。以下是他们的对话：

患者：我一直很担忧我的癌症情况。

治疗师：可以详细谈谈你的担忧吗？

患者：我总在想未来会发生不好的事情，对康复没有信心。

治疗师：根据你的治疗进展来看，其实情况挺乐观的。

患者：但我对未来发展很不确定，总害怕癌症会复发。

治疗师：你觉得复发的可能性有多大呢？

患者：我觉得大概超过90%。

治疗师：你是基于什么得出这个结论的呢？

患者：医生告诉我医学并不能保证所有事情，尽管我们在全力以赴治疗，但结果不可能百分之百确定，总会存在一定比例的复发风险。

治疗师：回顾你刚才说的话，其实医生并未明确指出你的病一定会复发，也没有否定康复的可能性。就算抛开你现有的良好治疗进展不说，复发和康复的可能性理论上讲也是各占一半。

患者：我知道你想让我乐观一点，但我们都知道，一旦得了癌症，就要作好最坏的打算，甚至准备遗嘱，等待那一天的到来。

治疗师：听起来你似乎在内心将癌症与死亡画上了等号。

患者：嗯，差不多是这样理解的。

治疗师：我能理解你现在的恐惧和绝望感。但实际情况并非如此绝对。早期肺癌经过规范的治疗，包括手术切除、化疗、放疗或是靶向治疗等，很多患者可以实现长期生存，甚至达到临床治愈。每个人的身体状况和病情进展不同，治疗反应也不尽相同。统计数据表明，对于你的这种早期肺癌类型，五年生存率是非常高的。当然，治疗过程中可能会面临各种挑战，但放弃治疗往往不是最佳选择。

患者：哦，应该是我太过绝对化了。

治疗师：现在，你可以重新估计一下癌症复发的概率是多少吗？

患者：我想，可能不到 60% 吧。

治疗师：你现在感觉怎么样？

患者：我现在感觉稍微安心了一些。

治疗师：你看，当你不再过分执着于决定论和绝对化思维时，你会发现自己拥有更多希望，心情也会随之舒缓许多。这有助于你的治疗和康复。

有关自我、他人、世界的认知

被诊断为癌症的患者，世界观和自我认知难免发生深刻转变。他们可能会觉得自己失去原有的价值和吸引力，甚至觉得自己变成家庭的累赘。同时，他们觉得周围的世界也似乎变了样，这个世界不再公平，甚至带有一丝冷漠和残酷。

此外，患者在与他人交往时，容易产生一些负面的臆测，觉得别人可能会因为疾病而对自己避之不及，觉得自己格格不入，担心遭受歧视和排斥，害怕别人因为疾病而不愿接近自己。在这个特殊时期，患者对外界的反应格外敏感，他们可能不愿意成为众人的焦点，不愿让大家过度关心和关注自己，希望能保有一定的私人空间和心灵的宁静。一位患者表示：

> 我不想让人们把我当作病人看待。有一次我刚从医院回来，出门玩的时候，所有见到我的人都看着我，似乎想知道我怎么样了，我的身体还好吗。但我只想赶快让这件事情过去，我只想成为一个正常人。

此外，化疗或放疗后，部分患者会出现脱发的情况，这让他们的外貌有所改变。旁人可能会因此特别留意他们，这种过度的关注让他们感到不自在。头发的掉落不仅仅是生理变化，更是对他们内心的一种考验，这可能会引发自我形象的困扰，引来他人异样的眼光，带来额外的心理压力。不过，请记得，这只是暂时的，每一位患者都值得被尊重和理解，他们正在勇敢地与疾病抗争，他们的坚韧与美丽源自内在，而不仅仅体现在外表上。

有些人在面对消极的认知时，会选择积极地去对抗。比方说，当谈及癌症的成因时，社会上不少人将肺癌与吸烟紧密联系在一起，甚至认为吸烟者患上肺癌是咎由自取，不值得同情。然而，对有吸烟史的肺癌患者而言，若一味地自我苛责和自我贬低，无疑会让自己深陷痛苦与自责。但若能够换个角度看问题，认识到癌症的发生并非单一因素所致，而是多种复杂因素共同作用的结果，比如汽车排放的有害物质（如柴油和汽油燃烧产生的烟尘以及一氧化碳）、油漆或甲醛等装修污染、空气污染、蔬果中的农药残留、长期的精神压力、心理创伤、失去亲人的打击等因素，他们就可能更容易释怀，自责与愧疚感就能减轻，从而更好地面对疾病，给自己带来心灵上的安慰与力量。

一位女士认为她的癌症与工作压力有直接关系，她对将癌症病因简单归咎于患者自身行为的做法感到十分愤慨。她提到，在 20 世纪 60 年代，吸烟是非常普遍的社会现象，几乎是难以避免的习惯。然而，当她被诊断出肺癌时，周围的人总会先问一句："你是不是吸烟？"这种下意识的归因，仿佛将患癌的责任一股脑儿推到她身上，令她感到这是一种隐含的偏见与歧视。

另一位患者则讲述了医生如何帮助她摆脱自责情绪。她曾困惑地询问医生："我究竟做错了什么，才会得肺癌呢？"医生告诉她，肺癌的成因并不局限于吸烟，还可能涉及饮食、空气质量、汽车尾气等多种因素。然而，遗憾的是，很多人往往忽略了其他潜在的风险因素，而过于片面地将责任归咎于个人行为。医生的解释让这位患者得到很大宽慰，也让她明白患病并不完全是个人行为的结果，而是多种复杂因素交织的结果。

以下是一些常见的关于癌症的错误认知。

其一，患了癌症 = 被宣判死亡。

社会普遍存在对癌症的恐惧，许多人误认为癌症意味着死亡。然而，现代医学的进步已经证明，大约三分之一的癌症病例可以得到有效治疗和良好康复。许多癌症患者能够回归正常生活，生活质量并未受到太大影响。癌症的发展和治愈率与癌症具体类型、患癌阶段紧密相关，科学合理的治疗方案能够有效控制病情，延长患者的生存时间。

其二，患了癌症 = 成为家庭的累赘。

有些患者担心自己的病痛会给家人带来沉重的负担，但实际上，大多数家人愿意并能够共同面对挑战，而非计较付出多少。试想一下，如果亲人罹患癌症，你会觉得他们是自己的负担吗？答案显然是否定的。家庭的价值就在于共同渡过难关，患者应当相信家人并寻求与家人的深度交流，增强情感纽带，调整自我认识，勇敢面对和积极参与治疗。

其三，患了癌症 = 失去所有。

有人担心一旦患上癌症，就意味着失去家庭、事业以及生活的意义。然而，生命的价值并不只在于它的长短，更在于丰富度和深度。回顾过去，总会有无数珍贵的记忆让我们感受到生活的厚重；展望未来，即使身处逆境，也能通过有意义的事迹拓宽生命的维度。尽管癌症可能会剥夺一些物质财富和社会角色，但真挚的亲情、深厚的爱恋、纯真的友情，这些无形的宝藏依然坚不可摧。

其四，癌症 = 运气不好 / 自身习惯不好 / 自己曾经干坏事了。

当患者得知自己患有癌症时，常常陷入自我质疑，例如：为什么偏偏是我？是因为我犯过错误或生活习惯不佳？实际上，癌症是多种复杂的因素相互作用造成的，包括遗传因素和环境因素。科学至今也无法确切预测为何某些人会患癌，另一些人则不会。因此，患者不必过度纠结于过往的行为或归咎于运气，而应该着眼于当前能作出的改变和未来的健康管理，减少不必要的自责和懊悔。

未经其痛，焉知其勇

疼痛

疼痛是癌症患者所要经受的一个重要挑战。它可能由肿瘤本身的生长和扩散引发，也可能是各种治疗手段，如手术、放疗、化疗等带来的副作用。为了更好地理解不同情况下癌症患者的疼痛经历，知名疼痛管理专家弗利（Kathleen M. Foley）将癌症患者分为不同的类别：

- 正经历与癌症直接相关的急性疼痛的患者，疼痛突然且强度较大；
- 长期遭受与癌症有关的慢性疼痛折磨的患者，痛苦持续不断；
- 本身就存在非癌症相关疼痛问题，而后又叠加癌症相关疼痛的患者；
- 曾经或现在有物质滥用史，正在接受美沙酮等药物维持治疗以应对疼痛的患者；
- 在生命即将走到尽头时遭受强烈的癌症相关疼痛的临终关怀患者。

统计数据显示，相当比例的癌症患者在生命晚期遭受剧烈疼痛困扰，其中约有四分之一的患者最终因无法有效控制的疼痛而离世。疼痛的发生率在不同阶段呈现出差异：治疗初期为 39%，进行抗肿瘤治疗的过程中上升至 55%，癌症晚期则高达 66%。这一系列数据揭示了疼痛管理对癌症患者生活质量的重要性，强调了给予他们及时、充分且个体化的疼痛舒缓支持的必要性。

疼痛感受不仅仅是一种生理反应，更是心理和生活环境共同塑造的结果。根据生物—心理—社会综合模型，疼痛体验受到诸多因素的综合影响。在生物层面，性别、年龄、合并症等因素均可能对疼痛产生作用；在心理层面，抑郁、焦虑、压力水平等都会对疼痛感受有所影响；在社会层面，种族、文化背景、社会经济条件等因素也发挥着重要作用（见图 1-1）。简而言之，疼痛是一种多元化、深层次的体

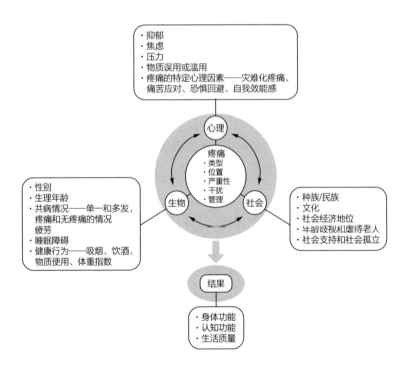

图 1-1　疼痛体验的生物—心理—社会综合模型

验，是身体生理感觉、心理认知情绪和所处社会文化环境三者交互作用的结果。理解并关注这些多维度的影响因素，有助于我们更全面地理解和关爱疼痛患者，为他们提供更贴心、更有效的疼痛管理服务。

在日常生活中，年纪越大、睡眠质量越差的人，往往更容易感到疼痛。同时，在心理层面，个体遭受抑郁、焦虑和压力等情绪困扰时，疼痛往往会更为剧烈。此外，对疼痛的过度担忧、对疼痛的逃避心理以及自我调控能力，都与疼痛强度息息相关。过分夸大疼痛的危害，往往会导致疼痛更持久且强烈。反之，如果能采取积极的应对措施，如适当的运动、寻求亲友的支持、自我安慰等，疼痛感便能得到一定的缓解。值得注意的是，试图强行忽视疼痛的回避行为，反而可能加剧疼痛感受。最后，相信自己有能力掌控疼痛，对于减轻疼痛至关重要。在社会层面，受教育程度较低、收入较少的人群可能更容易遭受疼痛困扰。遭受年龄歧视的感受越强烈，疼痛体验就越明显。缺乏足够的社会支持，疼痛感受也会相应加重。

癌症疼痛与个人的生活质量和心理状态之间联系密切。当患者遭受癌症疼痛时，他们的生活质量，特别是与健康相关的方面，会明显受到影响。值得一提的是，相比其他伴随癌症而来的一些身体不适，疼痛与睡眠问题的关联更为紧密。与此同时，癌症患者常常同时面临疼痛和抑郁情绪的困扰，因为疼痛与抑郁在生理机制上有相通之处，它们会相互影响。比如，抑郁症可能导致大脑中某些神经递质失衡，这样一来，患者对疼痛的敏感度会提高，疼痛的感觉也会更加明显。不仅如此，疼痛还有可能间接加剧患者的焦虑情绪。阿罗拉（Anshika Arora）等人的研究证实，癌症疼痛、焦虑与抑郁之间存在明显的相互作用关系，也就是说，疼痛程度越高，患者出现焦虑和抑郁的可能性也就越大。

　　一位名叫王峰（化名）的患者，在六年前被诊断为肺腺癌晚期。在抗癌过程中，王峰遭受了极度的身体疼痛。随着病情的发展，疼痛逐渐加剧，如同一把无形的尖刀不断刺入他的身体，他形容这种痛苦就像"千刀万剐，万箭穿心"。疼痛不局限于胸部，而是蔓延至整个身躯，仿佛每一个细胞都在尖叫着反抗癌细胞的侵犯。

　　尽管尝试了多种止痛药物，包括非甾体抗炎药物、弱阿片类药物直至强效阿片类药物，王峰仍然饱受疼痛困扰。疼痛影响了他的日常生活，令他无法正常进食、睡眠，甚至正常的呼吸都伴随着痛苦。有时候，即便是最轻微的移动都会引发剧烈的疼痛，使他几乎丧失了原有的生活质量和独立性。

　　除了药物治疗外，他还尝试过其他疼痛管理措施，如物理疗法、神经阻滞、放射疗法等，但疼痛仍像梦魇般挥之不去。每次疼痛发作时，那种撕心裂肺的感觉不仅削弱了他的身体，也深深地打击了他的精神和意志力，让他时常感到绝望和无助。然而，即便如此，他依然在家人、医护人员和社会各界的帮助下，努力对抗癌症带来的疼痛和其他并发症，尽可能争取提高生活质量，展现出顽强的生命力。

疲劳

癌症患者经常体验到的另一种显著身体特征是疲惫不堪，这称为"癌症相关疲劳"。这种疲劳不同于一般意义上的劳累，它是一种由癌症或癌症治疗带来的深度、持久且主观感受强烈的疲惫感，往往与近期活动量不成比例，并且严重影响正常生活功能。癌症相关疲劳牵涉生理和心理等多个层面，相较于普通人的疲劳更为严重、痛苦，且不易通过常规休息得到有效恢复。癌症疾病本身会引发患者身心疲惫，而化疗、放疗以及生物和激素治疗也可能加重这种疲劳症状。

癌症患者中普遍存在疲劳症状。据统计，将近一半的患者在被确诊癌症时就已经感受到疲劳。尤其对患有转移性癌症的人来说，这个比例更为惊人，超过四分之三的患者会受到癌症相关疲劳的困扰。不同类型的癌症，患者出现疲劳症状的比例也各有不同，大致介于17%—53%。这意味着，无论是哪种类型的癌症，都有相当数量的患者在与病魔抗争的同时，默默承受着疲劳所带来的身心压力。亨利（David H. Henry）等人对 1 569 名美国癌症患者所做的调查显示，大约 80% 正在接受化疗或放疗的患者表示自己深受疲劳困扰。值得注意的是，即使癌症治疗结束后数月乃至数年，疲劳依旧可能作为一种极具破坏性的影响，持续出现在患者的生活当中。

林女士 56 岁，是一位乳腺癌患者。在确诊后不久，林女士开始了密集的化疗疗程。尽管治疗初期她满怀战胜病魔的决心，但很快她便开始体会到一种前所未有的、持久且深刻的疲劳感。

化疗初始几周，林女士发现自己早晨起床变得异常艰难，以往轻松完成的家务活动，如做饭、洗衣，甚至是简单的散步，现在对她来说都显得格外吃力。白天，她总感觉像是被一块沉重的大石头压在胸口，她无法提起精神，总是昏昏欲睡却又辗转难眠。晚上，她虽然疲惫不堪，却往往因为身体不适和焦虑情绪难以进入深度睡眠，这形成恶性循环，进一步加剧了她的疲劳。

不仅如此，林女士还出现了严重的食欲减退，加上化疗引起的恶心和呕吐，她的体重明显下降，身体每况愈下。曾经充满活力、乐于社交的她，如今更多时候只能静静地坐在窗边看着窗外的世界，心中充满了无奈和孤独。

在与医生多次沟通后，林女士接受了针对癌性疲劳的综合治疗方案，包括药物治疗以缓解症状，合理调配饮食以补充营养，适当的运动指导与心理咨询以减少心理压力。经过一段时间的努力，林女士的疲劳感有所缓解，逐渐恢复部分日常生活能力，并重新找回对生活的热情和希望。只是，癌性疲劳这一挑战始终伴随着她的抗癌之路，成为她必须不断面对和克服的障碍。

癌症患者的疲劳问题对其生活质量影响深远。在美国的一项研究中，癌症患者普遍反映，相比于疼痛、恶心、呕吐等其他病症，疲劳带给他们的痛苦最为显著。癌症相关疲劳不仅限制了他们履行个人、社会和职业责任的能力，还阻碍了他们参与富有生活意义的活动，直接影响生活质量。疲劳会使患者的积极性大幅降低，行动力减弱，这进一步降低了他们参与体育锻炼和保持活力的可能性。查兰伯斯（Andreas Charalambous）和库塔（Christiana Kouta）的研究表明，患者感受到疲劳使他们变得更加依赖他人，丧失自主决策能力，打乱了原本的生活节奏。阿马谢达（Shila B. Amarsheda）和拜斯（Anjali R. Bhise）对乳腺癌患者的研究也发现，疲劳越严重，患者在身体、社会和情绪方面的状态就越糟，生活质量大大降低，甚至心脏功能也可能受到影响。令人惋惜的是，极度的疲劳还可能促使患者萌生"早日解脱"的想法，希望感下降。

目前，许多研究者已经开始关注疼痛、抑郁和疲劳这三种症状在癌症患者中的关联性，并将它们视为一个整体的综合征进行探究。比如，桑顿（Lisa M. Thornton）等人发现，下丘脑—垂体—肾上腺轴和交感神经系统激素水平的升高，可以解释疼痛、抑郁和疲劳之间的共病现象，证实了疼痛—抑郁—疲劳综合征的存在。曼宁（Kara Manning）等人的研究也发现，个体越敏感，焦虑和抑郁程度就越高，对疼痛的过度担忧越多，疲劳的严重程度也随之加剧。因此，疼痛和疲劳不仅仅是身体层面的反应，调整心理状态在很大程度上有助于缓解这两种症状。

其他身体反应

患上癌症后，患者可能会面临一系列身体上的变化，如头发脱落、恶心呕吐、体重波动、体力下降等。对于接受激素治疗的患者，身体上可能出现一些性别特征的改变。这些变化可能会让他们觉得自己在外表上失去了吸引力，内心深处滋生自卑感，从而产生不愿外出、避免与他人交往的想法，进一步加剧他们的抑郁、焦虑和压力情绪。患者若能尽量减少对身体变化的关注，将重心放在生活的积极方面，如充实内心、培养兴趣、保持乐观心态等，他们将会更好地适应疾病进程。同时，家人无条件的关爱和支持，不断传达出的温暖与接纳，也能极大鼓舞患者，助力患者更好地走过这段艰难的旅程。

抗癌过程中，患者可能会出现一系列行为反应，如逐渐减少社交活动，选择逃避，治疗的配合度降低，有些患者甚至会产生轻生念头。

治疗的遵从度与患者承受的痛苦程度紧密相关，痛苦感越强烈，遵循治疗建议的可能性就越小。研究发现，癌症患者在抑郁、焦虑情绪加深以及痛苦感增强的情况下，更易出现不配合治疗的现象，住院时间也可能相应延长。同时，严重的创伤后应激障碍症状会进一步降低治疗依从性，例如，在有此症状的癌症患者中，近半数会忘记服药。

此外，癌症患者面临着较高的自杀和自我伤害风险。一项涵盖5 000 余名癌症患者的调研显示，有6% 的受访者曾有过轻生念头。在美国，癌症患者的自杀率约是普通人的两倍。尽管各类癌症患者的风险不尽相同，但整体来看，患癌确实加大了心理疾病风险，也暗示了更高的自杀风险。研究表明，有抑郁症或双相情感障碍的癌症患者，生存概率相对较低。因此，对于有自杀倾向或行为的患者，家人需要给予更多的关爱与陪伴，并在必要时寻求专业心理援助。

患者往往难以像以前一样参与日常活动，如上学、业余娱乐、与朋友相聚等。一位癌症儿童的母亲曾感慨道："孩子先是活动受限，到现在完全不能活动了。他只能坐在那里看着小伙伴们做体操，不能在操场上奔跑嬉戏。学校生活中的许多欢乐对他来说已成奢侈，这让他过得非常艰难。"有些患者也会因为无法参与这些活动而感到愤怒与无奈。在这一过程中，我们需要给予患者更多理解、包容与支持，帮助他们逐步适应新的生活状态。

适应、成长与转化

当一个人被诊断患有癌症，患者将诊断结果纳入个人生命叙事，需要经历个体化的心理重构历程。为了便于理解，我们采用库布勒-罗斯（Elisabeth Kibler-Ross）和凯斯勒（David Kessler）2007年提出的五阶段心理适应模型。这个模型最初用来描述人们在面对亲人去世或重大灾难时的心理变化，即所谓的"哀伤五阶段"，包括否认、愤怒、讨价还价、沮丧和抑郁、接受。在癌症患者的心理适应过程中，也出现相似的阶段演变。癌症心理适应过程与上述五个阶段类似。

请注意，每位患者在面对癌症时的心理感受并不一定严格按照这五个步骤依次发展，它们可能交错出现，相互交织，甚至会出现反复或倒退的现象；而且并不是所有人都会完整地经历全部阶段。

第一个阶段：否认。得知癌症诊断之初，患者可能会出现一种本能的自我保护反应，即否认病情的真实性。他们可能不愿意相信这个消息，或者尽可能地忽略它，仿佛生活依然如常，疾病并未真正降临。这段时间，患者可能看似平静，实则正在经历巨大的心理冲击。

这一心理防御机制最早由弗洛伊德（Sigmund Freud）提出，他认为人们会在内心深处抵挡外部痛苦的事实。后来，心理学家拉扎勒斯（Richard Stanley Lazarus）进一步阐释，认为否认是人们用来应对情绪困扰的一种方法，其效果好坏取决于采用否认的成本与收益。如果否认带来的好处大于坏处，那么它可以被视为一种积极的应对策略；反之，如果付出的代价超过了收益，就成了不适应的表现。

在癌症情境中，否认的表现形式多样且普遍。据统计，大约有29%—38%的癌症患者在得知诊断结果后经历否认。在情感层面，否认可能表现为患者的冷静和漠然，甚至偶尔表现为异常的愉悦、无忧无虑和不切实际的乐观。在认知层面，患者可能对前景过于乐观，对自己有不切实际的认知，保持着"一切照旧"的态度。在行为层面，否认可以表现为患者明确或含蓄地避开疾病带来的现实问题，比如声称病症对自己的工作和生活影响不大，不愿承认癌症带来的痛苦情绪，甚至抗拒治疗或不按医嘱行事。

尽管否认有时被视为消极的应对策略，但它在一定程度上也有积极的作用。在诊断初期，适度的否认可以帮助患者减轻突如其来的压力，让他们有时间逐步接纳并消化这个痛苦的消息，避免心理崩溃，同时也能积累应对疾病的内在力量，寻找更有效的应对方法。否认还能减轻患者的情绪反应和身体不适感。相对于直面现实的患者，采用否认策略的患者在化疗后可能报告较少的副作用，同时保持尊严感和对未来生活的希望。此外，一些研究还发现，否认可以帮助患者减少心理痛苦。因此，当我们面对处于否认阶段的患者时，首要的是给予理解和接纳，这可能是他们暂时的心理保护机制。然而，如果患者长时间停留在否认状态，我们可以适时温和地引导他们逐步面对现实，寻求更积极的应对方式。

第二个阶段：愤怒。随着对病情的接受程度加深，患者可能会感到愤怒，这种愤怒可能指向自身、他人、命运甚至医生。他们不明白为什么不幸会发生在自己身上，也许会埋怨没有提早预防、没有得到足够照顾，或是对生活中的不公平感到愤慨。

　　癌症的打击、与医生沟通不畅的困扰，或是亲友的不理解与冷漠，都可能成为患者心中愤怒的导火索。愤怒有两种表现形式：一种是内向型愤怒，患者会压抑愤怒或将情绪转向自己；另一种是外向型愤怒，表现为向外界发泄愤怒，针对他人或周遭环境。当患者难以合理调节愤怒时，他们可能会承受较大的心理痛苦，同时感到难以融入社会支持系统，与他人的沟通交往也会受影响。

　　然而，适度的愤怒对患者也有积极的一面。巴林科娃（Karolina Barinková）和梅萨罗娃（Margita Mesároová）发现，适度的愤怒能帮助患者避免使用消极的应对策略，且愤怒程度较高的患者抑郁症状较轻，生活质量也相对较高。

　　但是，不当的愤怒反应会给癌症治疗带来不利影响。格哈特（James Gerhart）等人的研究表明，前列腺癌患者若容易发怒，他们对疾病预后的看法往往会更悲观。强烈的愤怒情绪还可能损害患者与医护人员及家人的有效沟通，同时愤怒可能导致患者对癌症治疗和药物使用采取消极态度，降低治疗遵循度。因此，理解和接纳患者在癌症治疗过程中的愤怒情绪非常重要，同时也要帮助他们学会适当表达和管理愤怒，以促进其身心健康，提高生活质量，更好地面对癌症治疗。

　　第三个阶段：讨价还价。在这个阶段，患者可能会试图与无形的命运谈判，许下"如果……就……"的愿望，比如"如果我能康复，就一定加倍珍惜生活"或"如果我能多活几年，就一定改正所有不良习惯"。在这个阶段，患者可能会这样想："要是能回到过去，早点发现癌症，提早检查，或许就能阻止这一切的发生……"这是因为确诊癌症给患者带来深深的痛苦和失去感，他们通过想象那些"本来可以做到"的事情，试图缓解内心的后悔情绪，对抗失落和无力感。这种思维方式的出现，也反映了患者在面对疾病时的失控感，他们试图通过对过去的假设和对未来的设想，找寻一丝丝可控的感觉，这也是他们面对困境时自我调节的一种方式。

第四个阶段：沮丧和抑郁。随着病情的进展或治疗的进行，患者可能会陷入深深的抑郁，表现为情绪低落、对生活失去兴趣，甚至会有悲观绝望的情绪。他们可能会反思过去，对未来充满迷茫，觉得自己失去了原有的生活和自我价值。

在沮丧和抑郁阶段，患者可能会比平常更容易落泪，失去做事的动力，甚至想要暂时远离亲朋好友。同时，身体上也会出现疲乏无力、睡眠质量下降等症状。值得注意的是，得知癌症诊断后产生一时的悲伤和抑郁情绪是人之常情，并不一定会影响患者对疾病的正常心理和生理适应。然而，当抑郁情绪严重到影响日常生活，甚至发展为病理性、难以适应的状态时，就需要高度重视，因为这种情况可能会导致患者的心理和生理健康状况恶化。当疑似出现病理性、适应不良的抑郁症状时，可以参照表1-1来初步区分正常悲伤与病态的重度抑郁。为了进一步了解和评估抑郁状况，可以运用一些专业的测量工具，比如《抑郁自评量表》和《汉密尔顿抑郁量表》等。如有必要，请务必及时向专业医疗机构或心理咨询专家寻求帮助，确保患者能得到适当的关怀与支持。

第五个阶段：接受。最后，许多患者会逐渐进入接受阶段，认识到癌症是他们生活的一部分，尽管它带来极大的挑战，但患者可以选择正面面对。在这一阶段，患者能够以更平和的心态对待疾病，不再抗拒现实，而是努力适应新的生活状态，寻找新的生活目标和意义。

接受癌症，实际上是指患者逐渐调整并适应新的生活现实，这并不意味着患者认为疾病是件好事，而是对疾病带来的改变有了更为理智和平静的认识。在接受癌症的过程中，患者需要从情感、认知与行为等多个层面进行调整，不仅包含对癌症引发的身体症状的接受，也包含对生活质量的改变、自理能力的限制以及家庭和社会角色转变的接受。接受癌症有助于患者降低对症状的敏感度，增强对疼痛的控制感，缓解与癌症相关的负面情绪。

研究显示，大约53%—75%的人在经历重大变故后能够重新构建生活的意义。因此，当患者进入接受阶段，他们可能在心理上经历创伤后的成长，世界观、人际关系、健康行为等方面都将有所改变，能看到生活的新希望，体会到个人精神力量和内在世界的升华。

与接受密切相关的心理治疗方法称为接纳与承诺疗法，这种方法提倡接纳过去的经历带来的积极与消极影响，鼓励患者正视当下的困境，勇于面对痛苦，并在此基础上建立积极的自我认知。对于癌症患者，他们可能会忧心自己的健康状况和未来的生活，需要重新规划人生，甚至面临生命终结的问题。这些疑虑、恐惧、不确定性以及丧失感都可能导致他们对自己的身份定位、目标追求与信念产生动摇和困惑。试图强行控制或改变痛苦情绪往往会加剧痛苦，而通过正念练习、关注真正有价值的事物，并基于自身的价值观和目标作出行动承诺，患者依然可以拥有高品质、有意义的生活。接纳与承诺疗法旨在帮助患者放下与过去痛苦记忆的斗争，鼓励他们接纳自身所有的想法、情绪和感受，无论是积极的还是消极的，并基于个人的价值观和目标，以更自信、更积极的态度付诸行动。

在整个过程中，家人、朋友和专业医护人员的理解、支持和陪伴尤为重要，帮助患者在每一次心理转折中找到力量，一步一步走出阴影，重新找回生活的阳光和希望。同时，每个人的应对方式各有不同，有些人可能会跳过某些阶段，有些人可能在同一阶段反复徘徊，重要的是我们要尊重每个人独特的情感反应，给予充足的时间和空间，帮助他们走向身心的平静和痊愈。

领悟生命真谛

在面对癌症的挑战时，患者虽然历经艰辛，但也有可能在痛苦中积极地成长。疾病促使患者与周围人的联系深化，感受到彼此支持的温暖与重要性；同时，也让他们在逆境中发现生活的新方向和可能性，意识到自身蕴含的坚韧力量。他们学会更加珍视每一刻平凡而又珍贵的生活时光，并从中获得灵性提升和转变。这场战斗虽然痛苦，但如同破茧成蝶的过程，让患者在灵性层面找到重生和希望的曙光。

抗癌的过程虽然充满艰辛，但患者在这一过程中也能体会到更深的人际互动与情感共鸣。许多人在经历癌症的考验后发现，自己与家人之间的情感纽带得到前所未有的加固，亲情关系变得更加紧密和谐。癌症患者在与病魔抗争的过程中，逐渐明白哪些人最为珍贵，从而懂得如何去珍惜身边的每一个人。此外，有不少患者反馈，患病的经历让他们变得更善于表达情感，能更细腻地理解他人的情绪。例如，一位癌症幸存者分享："在我生病后，我对别人的痛苦有了更深刻的体会。现在，我在帮助残障人士的工作岗位上，能真正站在他们的角度，给予他们真挚的鼓励和支持，说出鼓舞人心的话语。"患病的亲身经历，让患者拥有同理心，也成为他们传递温暖和力量的动力源泉。

癌症患者在面对病痛的过程中，感知和理解他人情绪的能力逐渐增强，这有助于他们与同样身处困境的人建立紧密的联系，从而意识到每个人都背负着各自的生活重担。有人分享："如今，我不再轻易对他人评头论足，而是尝试设身处地地考虑问题，明白每个人都有自己的人生剧本，你无法预知他人正在经历怎样的挣扎。每当遇到有人情绪低落，我会试着想象自己处在他的境况中，体会他的感受。"

面对癌症，患者往往会重新审视生活中的各项事务，重新排列优先级，并在挑战中看到未曾预见的可能性。面对"为何是我？为何此时此刻发生？为何我要承受这一切？离开这个世界后又会怎样？"这类存在性疑问，答案并不容易立刻显现，但患者会在艰难的过程中逐渐挖掘这些经历的正面意义。

最终，一部分患者会选择将疾病视为一个特殊的馈赠或转折点，用全新的、更有价值的视角去看待生活。正如一些癌症幸存者的感悟："走过这段历程后，我对生命有了崭新的认识，只有到过生死边缘，才会明白生命有多么珍贵，多么短暂。"不少人在患病后，主动对生活重心进行重大调整，比如更换职业、建立或结束一段关系，抑或是改变生活习惯，他们更加清晰地认识到生活中真正重要的东西是什么。

癌症的挑战也让人们发掘自身潜在的力量，坚定地相信自己能够战胜疾病，并勇敢地面对未来的困难。有人在与白血病抗争后分享道："这场疾病使我变得更加坚韧和自信，我和朋友们都会谈到我发生的这些变化，既然我已经挺过生命中最黑暗的时刻，还有什么难关是我不能跨越的呢？"

还有人表示，他们的抗压能力和处理问题的技巧显著增强："现在的我，更能妥善应对各种状况，甚至能做得比旁人更好。我学会大胆表达自己的意见，让自己变得更加顽强。"

癌症的经历也让许多人的人生态度变得更加乐观和积极，他们视此为一次蜕变，让自己成为更好的人："我开始更加接纳并欣赏自己，无论外貌如何改变，我都欣然接受。我敢于尝试各种新鲜事物，比如穿上时尚性感的内衣，拥抱爱情、婚姻以及生活的方方面面，就像经历重生。我认定自己是个胜利者，如今我已全然接纳了自我，这让我不再为过去的事感到愧疚，实现了内心的释放。"

癌症患者在与病魔抗争的过程中，往往会更加深刻地体悟到生命的宝贵，并由此衍生出诸多积极向上的生活态度。部分癌症康复者述说，疾病如何让他们更加珍视身体健康，更加热爱这来之不易的"重生"机会："我和家人一同领悟到生命的重要性，我们都深深地明白健康的价值，应当无比珍视每一天的健康生活。"有些人开始留意生活中的点滴美好，对他们而言，即使是微不足道的小事也值得感激："我开始学会感恩，感谢身边的每个人和带给我快乐与温暖的每件事。"另一些人选择活在当下，不再过分纠结过去的遗憾或未来的忧虑，而是专注于眼前平淡、真实的生活。

此外，不少患者通过信仰找到心灵的寄托和指引，如宗教信仰帮助一些患者以一种宏大的视角解读自己的苦难经历，重新构建对自身经历的认知。有宗教信仰的人也会通过一些宗教活动寻得内心的平静：基督教徒会从祷告、唱诗等活动中获得慰藉，更坦然地接纳自己的遭遇；佛教徒通过冥想或其他修行方式，超越眼前的苦难，达到开悟的境界。没有宗教信仰的人也可以从不同哲学思想、人与人之间的情感联结、与大自然的和谐相处等事物中找寻生活的意义。

重新发现和定义生命的意义

在面对癌症挑战的过程中，重建生命意义对于患者的心理健康至关重要。拥有强烈生命意义感的患者，能够在很大程度上舒缓心理压力，减轻内心的痛苦。能够从疾病中找到生命意义的患者，在确诊癌症后，他们的心理幸福感、生活质量往往比找不到生命意义的患者更高，对生活困境的适应能力也更强。通过构建生命意义，患者能够有效降低主观感受到的痛苦，并激发个人内在的成长潜力。与此同时，宗教信仰或灵性作为一种应对机制，能够满足患者在疾病中寻找生命意义的需求，从而提升他们的生活质量，进一步减轻身心痛苦。因此，在支持癌症患者的过程中，帮助他们寻找和确立生命意义，就如同播洒阳光，温暖他们的心灵，助其走出阴霾，更好地面对疾病的挑战。

根据意义中心心理治疗理念，患者可以通过探索五个核心领域，重新找回生活的价值和动力（见表1-2）。

其一，确保满足基本生活需求，如保证足够的饮食、安稳的居住环境和安全保障，这是良好生活的基础。

其二，发挥创造力，积极参与各类有意义的工作、项目或活动，无论是获得职业成就、参与公益慈善活动，还是在艺术、手工等领域挥洒才华，都能赋予生活丰富的色彩和价值。

其三，丰富生活体验，注重培养与他人的情感联结，包括家人、朋友间的深厚感情，同时亲近大自然，投身园艺、宠物饲养等生活乐趣，让爱和美好填满生活的每个角落。

其四，树立积极的人生态度，在遭遇困境时学会化挫折为动力，将看似无望的局面转化为充满希望的挑战，比如勇敢面对癌症，积极投入治疗，始终保持乐观向上的生活态度。

其五，梳理和珍视生命轨迹，回顾过去的生活历程，思考现在和未来的生活目标，铭记重要的生活故事、家族传统以及个人辉煌时刻，为自己留下宝贵的人生印记，并设想将来能传承给下一代的精神财富。

通过以上五个方面的探索与实践，患者可以在生活的各个层面找到新的意义，滋养内心，支撑自己勇敢面对疾病的挑战，实现真正的心理复原与成长。

表 1-2　生命意义源

满足基本生活需求
满足食物、健康、住所和安全感等基本需求。
发挥创造力
工作、学习； 成长（生活、学习、工作等方面）； 事业成功； 艺术创造； 兴趣爱好； 积极参与志愿者工作、团体活动和社会事业等。

丰富生活体验
从事兴趣爱好活动； 对家人朋友的爱； 良好的社会人际关系，结交新朋友； 助人为乐； 把艺术和幽默融入生活； 热爱大自然； 热爱园艺； 宠物陪伴。
树立积极的人生态度
拥有积极的价值观，追求真理，善良和正义； 家国情怀、社会和政治生活； 爱护自己（宽容自己）； 在困境和痛苦中保持希望和有韧性的态度； 不断学习新东西； 努力摆脱困境的束缚； 坚持自我疗愈； 生活目标的积极改变； 活好当下，更加珍惜生命； 在信仰方面有更好的认识。
梳理和珍视生命轨迹
在过去的生活经历和故事中发现意义，并以此影响他人； 从家族史中发掘与自身相关的故事； 发现生命中值得骄傲的经历和成就； 通过今天和未来的努力为他人留下有价值的东西（物质或精神财富）； 从患癌经历中吸取教训，帮助自己和他人。

　　我们应当明白，衡量一个人生命的价值，并非仅仅依据寿命的长短，生命的价值还包括它的宽度与深度。假如一个人的一生中缺少爱

与被爱的体验，没有经历过生命的绚丽与充实，就算他长寿百年，这样的生命也无法让人由衷向往。反之，如果一个人拥有和睦温馨的家庭，为社会付出过努力，创造了属于自己的精彩人生，实现了个人的价值，那么即使他的寿命稍短，这样的生命依然绚烂夺目、富有意义。生命的意义，在于我们如何用心去体验、去创造、去给予和去爱，这才是最为宝贵的。

有一位癌症晚期患者分享道："虽然我还没活够，50 多岁就离开，心里实在不舍，也还有一些心愿未了，但回顾一生，我感激上天赋予的一切美好——家人始终相伴左右，给予我无尽的支持；工作也算顺遂，取得一些成绩。对于这一切，我并无怨言。如果真的是时候离开，我会带着尊重和接受的心态面对。"

面对疾病，患者的态度对其心身适应起着关键作用。乐观积极的心态就如同一道防护盾，能极大地帮助患者应对疾病。有些患者在抗癌过程中展现了极强的积极心态："我认为保持健康就得有个积极的态度。我不惧怕病情恶化，始终充满信心，尽量不去想负面的事。虽然有时会忍不住流泪，但我依然勇往直前，内心强大，坚韧不拔，足以应对这一切。"当然，也有患者在疾病面前显得悲观、沮丧："我真的很消极，感觉可能明年我就不会再在这里了。""现在我的状况很糟，身体乏力，时常感到抑郁。我知道应该为接受治疗感到庆幸，但我真的疲惫不堪，既无精神也无动力，整个人都麻木了。"

幽默和接纳的态度能够让患者体验到更多的积极情绪，更好地适应疾病，一味责怪和消极抵抗只会带来消极影响。有患者表示："我很幽默，这对我帮助很大。几年前我拿到诊断结果的时候，确实很艰难。但是，幽默让我更加能够应对新的困难。"《抗癌的我》这部影视作品，源自编剧威尔·里瑟尔真实的人生经历，真切讲述了年轻的主人公如何直面生命的挑战，勇敢抗击癌症的心路历程。影片尤为动人之处在于，选择了一种温馨且风趣的喜剧手法，巧妙地借助幽默与轻松元素，细腻刻画了主人公在遭遇癌症挑战后的内心蜕变。在这段抗癌旅程中，主人公身边最坚实的依托是他的挚友，他们并肩作战，携手用笑声和积极的态度驱散阴霾，成功战胜了疾病，展现了人间温情与坚毅的力量。

有很多患者通过行动应对癌症。一位患者说："我坚持做有益的事情，比如参加支持小组分享心得，坚持做适量运动，不急于返回工作岗位。同时，我也建议大家要关爱自己，恢复精力。"

也有患者会通过做一些活动来应对，比如听音乐，做自己感兴趣的事情。活动可以让患者减少与癌症有关的可怕想法："如果不做点什么，我的思绪就会总围绕着疾病打转。当我独坐静思时，那些念头又会涌现。但如果我沉浸在音乐里或大声歌唱，就能暂时摆脱那些困扰。"

有人则偏好宁静的环境："在大自然中漫步，让我内心平静。在家时，我会关掉音响和电视，享受宁静，因为它能让我放松下来。"

有人选择冥想，冥想能帮助恢复精力，平静心境。还有人喜欢结伴出游，参加社交活动，和他人相处能带给自己安全感。运动亦是很多患者的选择，既能改善情绪，又能让他们意识到身体依然强壮，向家人展示自己正逐步恢复健康。

灵性关怀

灵性是每个人都能体验到的一种精神层面的共享感受。尽管没有统一且广为接受的定义，但世界卫生组织（World Health Organization，WHO）将灵性诠释为一种超越物质层面的力量，它源于人的内心深处，关乎思想、信仰、价值观以及道德原则，尤其是指引我们走向崇高境界的观念。灵性让个体能够探寻生活的意义和目标，能够感受到与自我、他人、重要事物以及恐惧之事的深层联系。灵性还包括个体与超验信仰（如神灵）建立的关系，这种关系通过个人的思想观念、生活方式和实践得以体现，还与艺术、人性以及文化信仰和习俗紧密关联。

在癌症患者的心理调适过程中，灵性扮演着守护者的重要角色。即使在疾病折磨下，患者也能透过痛苦和疲惫，瞥见生命中的健康与活力，虽然肉体会受限，但心灵是自由的。灵性让患者在诊断、治疗、生存期、复发乃至面临死亡时，都能感受到希望和生活的价值，起到缓解压力、抵消疾病恶化带来的负面影响的作用。

灵性层次较高的患者，往往能更好地控制抑郁情绪，减少对死亡的恐惧和焦虑，忍受痛苦的能力也更强，临终前的恐慌和绝望感更淡，更能在有限的时间里品味生活的美好，内心充满意义感和安宁。灵性犹如一股强大的内在力量，能激发患者重新燃起对生活的希望，怀揣感恩的心情，积极面对癌症的挑战，从而更有力地去抵抗疾病。此外，灵性还能指导患者在关键节点作出明智抉择，比如选择何种治疗方案，甚至是规划好生命的最后一段旅程。

有患者提到："我以前总是关注挣多少钱、房子多大、买多少衣服、孩子成绩多少，却很少关注真实的生活。"尽管我没有主动去做坏事，我可能也在无意中犯了一些错，所以我才得癌症。上天在惩罚我。""我的存在没有什么意义，我照顾不了家庭，反而给家庭增加了负担。"这些灵性层面的质疑和痛苦让他们备受煎熬。

每个人都本能地倾向于保持安全感，尽量不去直面生命本身的脆弱性和有限性。而癌症等重大疾病会让人们更多地触及生命本质的思考，也就是我们所说的对"存在"意义的探索。个体往往会不可避免地思考"我在世间的存在意味着什么"这一深刻话题。当人身患癌症，会真切地意识到生命的短暂无常，开始担忧自身的消逝，由此产生一种深切的"生存困境"。尽管大家都明白生老病死乃人间常态，但癌症的到来就像一面镜子，让患者更早且更直接地看到生命的宝贵与脆弱。随着病魔的挑战越来越大，患者重新审视生活的目标与意义，也开始重构自己在世界上的位置。

有数据显示，在被诊断为口腔消化道癌之后，超过半数的患者反映，这场疾病彻底转变了他们的人生观念。值得注意的是，相比于未患病的普通人，癌症患者在面对健康和生命价值的问题时，更容易陷入负面情绪，对死亡的恐惧也可能更为强烈，这些都无形中削弱了他们享受生活的动力。

在中国人的思想世界，人们面对生活的变故与挑战，会从五个灵性视角出发，找到应对之道。

　　锤炼观：有人坚信，生活中的困苦、病痛以及生离死别，就如同古训所说"天将降大任于是人也，必先苦其心志，劳其筋骨，饿其体肤……"他们把这些挫折视为上苍赋

予的锻炼与考验，借此砥砺意志，增长智慧。

因果报应观：有人认为，人生的每个选择和行为都有其后果。比如，年轻时过于放纵，频繁吸烟饮酒，当疾病降临，尤其是罹患癌症时，会被认为是过往行为的结果，这是一种因果循环的思维。

宿命轮回观：有的人从过去或前世的善恶行为来解读现状，认为自己现今所承受的苦难，可能是为了偿还先前或前世所犯下的错误，认为患癌是所谓的"孽缘"。

顺应自然观：这是类似道家的哲学理念，主张遵循自然规律，接纳生、老、病、死这些生命必然阶段，不抗拒，不强求，视其为自然而然的生命历程，认为应以豁达的心态面对生活的起伏变迁。

神秘奥义观：有人抱持对世间万物的敬畏与谦逊，认为生活中存在许多不可解的奥秘，不必执着于为每件事寻找答案，有些事情或许本身就是无解的，只需坦然接受未知的存在，顺其自然，无须强行解释。

现代护理行业在姑息照护实践中引入灵性关怀的概念，提出全息癌症护理模型（见图1-2）。将灵性融入护理工作，不仅是对全人护理理念的践行，而且积极响应了世界卫生组织1997年提出的"健康"定义——健康不仅是摆脱疾病和虚弱，而且是涵盖生理、心理、灵性以及社会福祉各个层面的全面健康状态。这意味着在关照患者身体健康的同时，也要用心为他们提供精神寄托和灵魂慰藉。

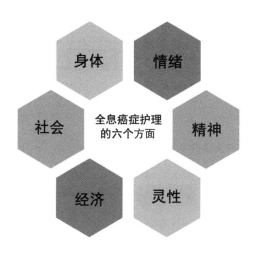

图 1-2 全息癌症护理的六个方面

　　面对疾病，患者难免会在灵性层面经历一番坎坷。自从得知患病，他们就要面对未来的不确定性，内心涌动着不安与恐惧的情绪，这些情绪下潜藏着一种深刻的灵性痛苦。这种痛苦有时比身体上的疼痛还要尖锐，比如对生死大事的深切挂念，对命运无常的感慨，对宽容与谅解的迫切需求，对生命即将终结的内心矛盾与挣扎，对自己的生命意义产生深深的思索，对曾经的宗教信仰感到疏远，或是感觉与自己身体和心灵的连接变得薄弱，原有的生活目标和意义感仿佛逐渐消逝。

　　现实情况是，大多数患者在面对疾病时并未充分得到灵性关怀和支持。症结在于，很少有人愿意深入探讨患者内心深处的痛苦与困惑。医生在诊疗过程中，往往感到与患者交流灵性相关内容的感受时难以启齿。数据显示，高达 81% 的癌症患者反映，医护人员不曾询问过他们的灵性寄托或宗教信仰；同时，72% 的受访者表示，在整个

53

医疗过程中未能收获任何来自医疗机构的灵性慰藉。医护人员对灵性健康的认知尚不够深入，这导致他们在日常工作中较难敏锐捕捉并有效回应患者在灵性层面的需求，进而影响患者整体的生活质量评价。为此，评估和处理患者的灵性痛苦显得尤为关键。

评估灵性痛苦时，我们可以关注几个核心方面，比如患者对生命意义的困惑、对未来感到绝望的情感，或者是认为自己被某种神明所遗弃的感受，以及由此引发的失眠、焦虑等问题。此外，患者对宗教信仰的坚守程度、对所属宗教团体的归属感也是重要考量因素。

灵性护理治疗涉及以下方面：

- 转介至专业牧师或者其他灵性专家那里接受咨询；
- 转介特定的治疗方法，如意义中心、自尊疗法；
- 转介舞动治疗或音乐治疗；
- 参与支持团体；
- 参加与灵性有关的支持团体；
- 正念冥想；
- 祈祷或阅读；
- 感恩练习；
- 反思练习；
- 写日记或进行反思性写作；
- 参与艺术创作；
- 欣赏自然美景；
- 具身灵性实践，如瑜伽、舞蹈、散步冥想、徒步等；
- 兴趣爱好、业余学习；
- 从医护团队中获得持续支持。

通过采取这些切实可行的措施，医护人员能够更好地为患者提供全方位、立体化的关怀，使患者在与疾病的斗争中不仅能感受到身体上的治疗，更能收获灵性层面的慰藉与疗愈。

风险与优势

在得知患上癌症后，患者需要在心理上作出调整，以便更好地迎接接下来的生活。这个心理调适的过程因人而异，受到多种复杂因素的交织影响，比如人口学特征、健康状况、生活环境以及生活方式等。具体来看，影响患者心理适应的因素可归纳为三部分：性别、年龄等生理层面的因素，所患癌症的具体类型，疾病的进展阶段。这些都是客观存在的与疾病直接相关的变量。

在面对癌症这样的严峻挑战时，性别的确会影响个体的心理及生理反应。一般来说，女性患者在情感表达上更为敏感，可能会更容易出现悲伤、懊悔或者自责等情绪反应，而男性在同等情况下，情感流露可能相对内敛。研究表明，女性在面对癌症时，往往会有更高水平的焦虑、抑郁倾向，更容易感到压力大、睡眠困扰和疲劳不堪。有研究比较了不同性别癌症患者的生存质量，结果显示，乳腺癌和直肠癌的女性患者相较于前列腺癌和直肠癌的男性患者，通常报告的生活质量更低，得到的情感支持较少，情绪低落的日子更多，睡眠质量也相对较差。

有趣的是，另一些大规模的研究结果显示，在很多类型的癌症中，女性患者的整体生存率普遍高于男性。比如说，在肺癌、肝癌、结直肠癌、胰腺癌、胃癌和食管癌中，女性患者的生存率相对较高。这可能涉及两性的生活方式差异，例如女性吸烟比例较低。同时，生物学差异也发挥了重要作用，包括基因表达、激素调控、免疫功能、抗氧化防御机制和细胞自噬等方面。例如，女性拥有两个 X 染色体，这可能提供了额外的免疫调节基因，有利于抵抗癌症。总的来说，性别在癌症的体验和应对上确实起到独特的作用，但并不是绝对的劣势或优势，而是让我们更深刻地理解每个个体的独特性，从而提供更具针对性的关怀和支持。

老年癌症患者在身体上承受的治疗挑战更大，且不幸的是，他们面临的死亡风险相对更高。然而，在心理层面，他们展现出令人敬佩的适应能力。相较于年轻的癌症患者，年纪较长的，特别是 65 岁以上的癌症患者，往往在心理适应上表现得更为坚韧，不太容易出现情绪上的剧烈波动和适应障碍。这可能是因为，随着年龄的增长，老年患者在长期的生活历练中已经习惯了面对身体机能的衰退，因此在面对癌症带来的生活不便时，在心理上更能泰然处之。相比之下，年轻的癌症患者由于原本活跃的生活节奏被打乱，对癌症带来的日常活动受限、心理社会问题，比如乳腺癌患者对生育、绝经后的身体变化（如体重增加、运动能力受限）等尤为担忧。总之，尽管老年癌症患者在生理上面临的困难更多，但他们在心理调适方面显现的韧性更强。

受教育程度较低的患者在面对癌症时，可能会在心理适应上遇到更大的挑战。这是因为，具备较高教育水平的患者通常能够获取并理解更多关于疾病的信息，他们对病症的诊断、治疗手段以及预后情况有更详尽的认识。这样一来，他们对即将面临的状况会有更多的心理预期和准备，内心也因此更容易建立起稳定的信心和掌控感，进而更有效地进行心身适应和社会适应。换句话说，良好的教育背景能让患者在面对癌症时，有更多的知识储备去应对疾病带来的种种变化，这有助于他们在心理和行动上更好地适应治疗过程，从而减轻不确定感和恐惧，提高整体生活质量。

在面对癌症时，患者承受的心理痛苦与癌症本身的特性、治疗方式等因素密切相关。根据斯沃茨曼（Samantha Swartzman）等人 2017 年的研究结果，化疗这类治疗手段可能导致持续或反复的不适，时刻提醒患者癌症的存在，因而更容易诱发类似创伤后应激障碍症状。相对而言，采取根治性切除手术等治疗方法，若能成功切除肿瘤，不需要后续的侵入性治疗，患者的内心痛苦可能会相对减少。

头部和颈部的癌症因其直接影响基本的生活功能——如吞咽、呼吸和语言沟通等，以及可能造成面容损毁，给患者带来的心理压力格外巨大。值得关注的是，胰腺癌患者因其预后较差，患抑郁症的概率比普通人群高七倍。

此外，患者当前所处的癌症阶段也深刻地影响他们的心身适应情况。研究表明，在诊断后的最初两年里，自杀风险达到峰值。进入癌症晚期的患者，由于身体症状加重，经常感受到极度的焦虑、抑郁和无力感。还有一种特殊情况，对于不了解自己病情详细信息的患者，他们主观判断的癌症阶段与实际情况可能存在较大出入，这种信息不对称也可能加剧他们的心理痛苦。

有过心理健康问题的患者，在面对癌症时，可能会觉得更加难以适应，他们可能对接受手术、化疗等治疗方案持保留态度。特别是在有抑郁症、酗酒或滥用药物等精神疾患史的患者中，癌症的进程可能加速，总体的生存状况也较为严峻。一项队列研究显示，精神分裂症患者在面对癌症时，死亡风险明显增加。这意味着，对于这部分特殊群体，除了关注其身体疾病的治疗外，更要加强对他们心理健康的关照，提供更贴心、更全面的心理辅导和支持，以助其更好地应对癌症带来的挑战。

心理健康的多元影响网络

在社会层面，个人的社会经济地位、社会支持网络的强弱，以及是否遭受病耻感的困扰，都是深刻塑造患者心理健康适应能力的关键要素。

社会经济地位的作用体现在多个维度，它不仅关联各类癌症的发生概率和死亡风险，而且对患者在心理和生理上应对疾病的能力有显著影响。当一个人的社会经济地位较低时，往往意味着他在患病期间承受的心理压力更大，生活质量相对较低，疾病的治疗进展和康复的可能性也会受限，甚至生存概率也可能随之降低。李苏金（Su Jin Lee，音译）等人对韩国癌症患者的研究表明，家庭经济条件较差的患者更有可能出现绝望甚至自杀的想法。这一现象凸显了家庭经济条件对患者心理健康的重要影响，进一步强调了在关怀和支持癌症患者时，除了医疗手段外，还需要充分考虑其社会经济背景，以及由此带来的心理挑战。

社会支持在患者面对疾病、进行康复的过程中起到避风港的作用。研究证据显示，当患者感受到更多的社会支持时，他们的心理健康状态会更加稳定，生活质量也相应提升，并且对生活的绝望感和认为"患病是宿命"的感觉也会减弱。更重要的是，患者得到的社会支持越多，其治疗和康复的效果就越理想。

社会支持涵盖广泛，既有专业机构和专业人士提供的正式支持，例如医院的专业医疗服务、日间护理中心、家务助手服务、临终关怀团队、心理咨询专家以及互助小组等；也有源自亲人、朋友和邻居等非正式支持网络的关爱和陪伴。癌症患者可以受益于各种癌症互助组织，这些组织由医生、护士、病友、家人以及社会各界爱心人士组成，通过举办各种健康教育讲座、提供医疗咨询、共享治疗经验、进行心理疏导、组织才艺展示等多种形式的活动，鼓励患者科学面对癌症、团结合作对抗病魔，从而提高癌症患者的生活品质，延长生存期。在我国，线上和线下都有很多癌症互助平台可供患者和家属寻求帮助和慰藉。

有研究者对中国癌症患者在网络平台上寻求支持的情况进行了深入探究，发现认知性支持、陪伴性支持以及尊重性支持是他们最为渴求的三类社会支持。

认知性支持是指在患病后，患者对疾病本身的理解和对自我身份变化的接纳。当患者突然被诊断为癌症时，往往会纳闷："我一直生活规律，情绪平稳，怎么就得了这个病？"尤其是在得知病情之初，他们常常不愿接受现实，会不断地在网络上查找相关信息，对比病症描述与自己的状况，试图证明自己并没有患病。随着时间推移，当他们在互联网上找到的病症特征与自己的病情越来越吻合时，内心的否认和逃避便会逐渐减少。通过网络搜索，患者得以深入了解疾病知识，逐渐适应并接受自己作为癌症患者的全新身份。这一过程不仅是对疾病的认知深化，更是对自我身份的重新认识和接纳。因此，借助网络平台的认知性支持，患者可以更从容地面对疾病，迈过心理适应的重要阶段。

患者在接受自己"癌症患者"新身份的过程中，可能在亲朋好友面前难以启齿，内心默默承受："得知患病后，我选择不告诉他人，也不想去说，毕竟这不是什么光彩的事情。"这时，网络就成了他们寻求理解和认同的安全港湾。在网络上，他们可以毫无顾忌地表达自我，无须担心被人察觉或议论纷纷。

就如一位患者所述："刚住院那阵子，我每天都过得无比煎熬，充满了不甘、委屈和恐惧。一次偶然的机会，我在'小红书'上发现了一位抗癌博主，她分享了自己的抗癌历程。我开始关注她，从她的故事中，我逐渐找到共鸣和激励。随着治疗的时间逐渐积累，我慢慢接受了自己的病情，开始明白这只是生活中的一场病痛，只要勇敢面对，依然可以继续过好自己的生活。"这样的网络空间，如同温暖的避风港，为患者提供了一个隐匿的身份转换场所，帮助他们逐步适应并接纳自己的新身份。而且，通过观看其他癌症患者分享的日常生活，看到其他患者身上的乐观和向上，他们也会逐渐树立起生活的信心和乐观的心态。

陪伴性支持就像身边人伸出的温暖双手，给予患者细心的呵护与无声的鼓励。陪伴性支持包括保守秘密、给予同情、耐心倾听、理解患者的内心世界、鼓励患者面对困境，甚至为患者祈祷，强调维系人与人之间的情感纽带。对癌症患者来说，他们既渴望身边有人陪伴，通过对方的关爱和鼓励来应对漫长而艰辛的治疗过程，又担心自己的病情会影响亲友的正常生活。同时，他们也希望倾诉自己的情绪，却又顾虑这样做会给亲友增添压力。因此，许多患者选择在虚拟的网络世界中寻找陪伴，虽然网络上病友群可能会充斥着消极情绪，其他病友的不幸消息也会让人感到恐惧，且线上关系的信任度相对有限，但这里仍不失为一个可以袒露心声的地方。

尊重性支持指对他人的理解和接纳，这种支持在于认可并肯定患者的想法、感受和行为，通过赞美、确认以及避免指责等方式传达对患者的尊重。患者在匿名的网络空间中，更希望得到他人对其感受的尊重。有些人通过网络平台分享自己的抗癌经历，收获点赞与鼓励，感受到尊重；有的患者通过发布短视频，分享自己的生活片段，即便获得的收入微薄，也觉得自己的价值得到尊重和肯定。

同时，癌症患者在社会层面还会遭遇病耻感的困扰。社会上对癌症普遍存在误解和恐惧，以至于很多人听到"癌症"二字就面色凝重。有些患者在确诊癌症后，发现身边的亲戚朋友为了避免被误会或担心被传染而减少了探望次数，这让癌症患者在面对疾病的同时，还需应对来自社会层面的压力和误解。

有肺癌患者在自己抗癌成功以后，仍然不愿和以前的老朋友吃饭聚会。他们认为："我们这个年代的人，总觉得肺上的病都是有传染性的，人家表面上不说什么，自己还是要注意一些。得病以后，朋友聚会我也比较少去了，人家后来也不叫我了。我自己知道我这个病是不传染的，但别人不知道。还有人说得了癌症就差不多是被判了死刑，这些社会舆论很可怕。现在我觉得癌症并不可怕，完全是社会的错误观念才让它那么可怕。"

病耻感使患者在心理上与过去的亲朋好友产生隔阂，孤独感因此增强，这对他们的心身适应造成更大的困扰。在这种情绪的影响下，患者往往不愿公开谈论自己的病情，害怕自己的病情会引起他人的误解和恐慌，所以小心翼翼地隐藏起患病的事实，尽量不让它扩散开来。他们渴望被理解，但又担心被区别对待，这种矛盾心理使他们在面对癌症时更加孤立无援。所以，我们需要用温暖的怀抱和理解的目光去接纳和关爱他们，让他们感受到，即使身患疾病，依旧可以得到应有的尊重和支持，病痛并不能割裂他们与社会的联系，也不会削弱他们作为个体的价值。

第二章

家庭中的温柔力量

对癌症患者而言，家人的关爱与照顾无比重要。他们是患者最坚实的依靠，从癌症诊断的那一刻起，家人便自觉地扛起照料者的重任。他们悉心照料患者生活的每处细节，从细致入微的身体护理，到营养搭配的饮食起居，再到就医问药的奔波，乃至与医护人员的沟通协调，以及抚慰患者情绪的种种努力。这份沉甸甸的照顾工作，宛如一条长长的马拉松赛道，可能需要几个月甚至几年的全情投入。家人倾注了大量的时间和心血，用自己的肩膀托起患者的生活。如此高强度的付出，无疑给他们带来沉重的负荷，不仅消耗他们的体力，而且在心理、经济层面上造成不小的压力，甚至影响自身的健康。

在陪伴患者与癌症抗争的过程中，家人也在经历一场深刻的心理蜕变。癌症的骤然来临，对家人来说是一次沉重的打击，他们同样需要时间去接受和适应这一残酷的现实，可能会感到孤独、无助，对患者的病情进展和未来生活充满忧虑。与此同时，癌症改变了家人与患者之间的关系结构，他们不得不重新审视自我角色、调整社交生活和身体认知，这些变化可能导致家人出现焦虑、抑郁等心理问题，以及失眠、疼痛等身体症状。国外有研究发现，大约 30% 的癌症患者家属会深受严重心理疾病的困扰；而在我国的研究数据中，癌症患者家人的焦虑和抑郁得分显著高于一般人群。这就意味着，患者的家人和患者一样也需要得到全社会的关注。

为此，日本有学者提出将癌症患者家人视为"第二患者"，这一提法生动揭示了家人的身心健康同样需要高度重视。在关爱癌症患者的道路上，我们不能忘记在他们身后默默付出的家人同样需要温暖的阳光和有力的支持。

心理历程与情感共鸣

作为患者最亲密的依靠，家人不仅是照料者，更是患者精神和情感的支柱，在处理疾病相关事务中发挥关键作用。然而，这个过程带给家人的压力也是巨大的，他们的心理健康状况极易受到影响，可能会出现不同程度的抑郁、焦虑情绪，以及对人际关系的敏感、强迫性思维，甚至对癌症复发的担忧和对失去亲人的恐惧。

家人在与癌症作斗争时，他们的情感体验丰富而深刻。有时，他们会为患者的病情感到焦虑不安，心情低落抑郁；有时，会提前体验失去亲人的悲痛，即预期性哀伤；有时，面对长时间的紧张与压力，他们会在某个短暂瞬间感受到一丝松懈或解脱。总之，在照料癌症患者的过程中，家人的情感体验复杂而真实，既有忧郁与焦虑，又有对未来的担忧与对解脱的期盼，他们同样需要社会的理解与关爱。

抑郁

在陪伴和照料癌症患者的过程中，家人经常会遇到"照料者抑郁"的情绪挑战。这是一种由持久且高强度的照顾压力引发的情绪反应，会让家人感到孤独、孤立，时常被恐惧和易受惊扰的情绪笼罩。由于家人在患者身上投入大量时间，他们与外界的交往机会减少，社交技能可能因此退化，从而加剧了孤独感。有时候，为了不让患者担忧，家人会选择默默承受压力，将自己的需求隐藏起来，这样的做法也容易导致抑郁情绪的产生。数据显示，癌症患者的照料者比患者更可能遭受抑郁症的困扰。严重的抑郁症状还可能连带出愤怒、内疚等负面情绪，进一步影响睡眠质量和体重管理，最终降低照料者的生活质量。

抑郁的程度会随着时间和患者病情的发展而波动。比如说，照顾癌症转移患者的家人往往比照顾癌症尚未转移的患者的家人更容易感到抑郁。而在患者病程的不同阶段，照料者的抑郁感受也会有所不同。在患者刚被确诊或病情尚不稳定时，照料者承担的责任和压力最大，抑郁情绪也最为强烈。但随着时间推移，如患者病情趋于稳定，身体状况有所改善，家人逐渐适应了照料过程，则身心压力有所减轻，相应的抑郁症状也会有所缓解。

赵先生的妻子半年前被诊断出乳腺癌。自从妻子患病，赵先生的生活发生了翻天覆地的变化。他从一个忙碌的"上班族"变成了全职陪护，每天穿梭于家和医院之间，既要负责照顾妻子的日常起居，又要陪伴她进行各项治疗。他在无数个夜晚辗转反侧，担心妻子的病情进展，恐惧失去她的那一天的到来。

赵先生逐渐减少了与朋友的交往，工作上的事情也被迫搁置一旁，他的世界似乎只剩下妻子的病痛和治疗。看着曾经温柔活泼的妻子日渐消瘦，忍受着化疗带来的痛苦，赵先生内心充满了无力感和深深的自责。他开始怀疑自己是否做得不够好，是否能为妻子提供更多有效的帮助。

随着病情的延续，赵先生的心情越来越低落，时常陷入沉默寡言的状态，他对未来的生活失去期待，甚至开始疏忽自己的健康和生活。他常常会默默地流泪，感叹命运的无情，对妻子的病情感到无能为力，对未来的生活感到迷茫和绝望。

焦虑

照料癌症患者的家人常常会体验到各种各样的焦虑情绪，这可能表现为对病情发展的深深忧虑、对未来的迷茫不安等。数据显示，约有 31% 的家人面临着中度或重度的焦虑问题。尽管不少家人并未表现出明显的抑郁症状，但他们普遍承受着较高水平的焦虑。

家人的焦虑源头多样，包括对癌症本身的恐惧和误解、对化疗副作用的担忧，以及因无法代替患者承受痛苦而产生的愧疚感。他们可能初次担任照料者，缺乏护理经验和信心，时刻担心自己无法给予患者最佳的照顾。同时，高额的医疗费用也像一座山压在家庭头上，令整个家庭背负着沉重的经济压力。长时间专注于患者的照顾，使家人自己的休息时间减少，社交活动受限，进而加重了他们的心理负担。

李女士的父亲近期被确诊为肺癌晚期，这使李女士的日常生活陷入一片混乱。自从得知父亲的病情，李女士发现自己变得异常敏感和紧张。她不断担心父亲的身体状况是否会迅速恶化，忧虑每一次化疗是否能有效控制住癌细胞的增长，以及治疗过程中的副作用会给父亲带来多大的痛苦。

李女士频繁查阅网络资料，试图寻找最新的治疗方法和成功案例，但每次看到预后不良的数据和病例，都会让她的心情跌入谷底。与此同时，她还要尽力平衡工作与家庭生活，处理好其他家庭成员的情绪，以及安排父亲的各项医疗事务，这些压力令她的睡眠质量严重下降，时常半夜惊醒，满脑子都是父亲的病情。

此外，考虑到家庭经济负担加重，特别是高昂的医疗费用，李女士对未来家庭生活的不确定性感到十分焦虑。她时常担忧自己是否有能力支付所有医疗开支，又担心如果父亲最终离世，自己该如何面对这一巨大的情感打击。

以上种种因素交织在一起，使李女士陷入深深的焦虑。

在实际生活中，家人不仅要全力照顾癌症患者，还要分心照顾其他的家庭成员，比如老人和孩子，他们常常感觉自己分身乏术。当他们不在患者身边时，挂念患者的状态；而当他们陪护在侧时，又会因为无法好好照顾其他家人而心生愧疚。他们竭尽全力平衡各方面的需求，力求履行好自己的责任，但在现实面前，这样的平衡往往难以达成。加上家人通常一心扑在患者身上，对患者的情绪和需求极其敏感，却往往忽视了自己的身心健康，这使他们的情绪压力愈加难以化解。

预期性哀伤

对家人来说，当他们面对亲人患癌时，常常会在心底产生一种称为"预期性哀伤"的复杂情感，它涵盖身体、情感和认知等多个层面，可能表现为痛苦、抑郁、失眠、日常活动受限、愤怒、敌意、自我价值感缺失以及负罪感。研究发现，患者的家人普遍存在较高程度的预期性哀伤，尤其在症状严重的情况下，比例可高达 25.9%。

　　家人在得知亲人患病的那一刻，就开始了这段难熬的心路历程。初期，他们可能会因为恐惧、忧虑、痛苦和震惊而产生直面死亡的预期性哀伤。随着时间推移，他们目睹亲人的生活能力逐渐减退，回忆起过去的美好时光，又为未来可能失去亲人的日子作好准备，这些都引发了强烈的预期性哀伤。特别是在疾病晚期，当死亡变得越来越近，患者病情日益恶化时，家人对即将到来的分离会感到越发具体和真切，像是"我无法想象没有他的日子会怎样"，或是"我再也无法与他共享生活的点滴"。

　　　　张阿姨的儿子小明不幸被诊断出患有晚期肝癌。自从小明确诊，张阿姨每天都与恐惧和痛苦相伴。一方面，她全力投入照顾儿子的日常起居，协助他进行治疗；另一方面，她的心里总是萦绕着对儿子病情的担忧和对未来的恐惧。

　　　　晚上，当病房安静下来，她独自坐在床边，看着熟睡的小明，心头涌起一阵阵的哀伤。她想起那个曾经活力四射、孝顺懂事的儿子，想起他们一家共享的欢乐时光，而现在，她却不得不面对可能失去儿子的现实。张阿姨经常在深夜辗转反侧，无法入睡，她担忧小明承受痛苦，也担忧自己是否有足够的力量陪伴他走到最后。

　　　　她开始设想小明离去后的生活，心中充满了无尽的思念和对未来的不确定感，比如：家里再也没有小明爽朗的笑声，逢年过节餐桌旁少了他陪伴的身影，她也担心自己是否能够挺过这段艰难的日子，继续前行。这种对未来的预先哀悼和对即将失去亲人的痛苦预期，是典型的预期性哀伤。

预期性哀伤不仅影响家人的情绪，也会在身体上呈现出来，如食欲减退、失眠、头晕、头痛、心跳加速等生理反应，同时干扰认知功能，使人感到疲劳、健忘、注意力难以集中。这种哀伤情绪还可能削弱家人解决问题和作出决策的能力，使主要照料者身心俱疲，甚至出现功能障碍。此外，预期性哀伤还可能破坏家庭的正常运作，影响家庭成员之间的互动和关系。在这个过程中，家人需要更多的理解、关爱和支持，共同渡过难关。

松懈感和解脱感

在患者生命接近尾声时，部分长期照顾患者的家人会因为持续的辛劳和疲惫，面对即将失去亲人的现实，内心深处涌现出一种混合着释怀与轻松的情绪。他们也许会说出这样的话："实在是无法再这样持续下去了，是他自己决定来这里接受治疗，我又怎么能告诉他别治了，或者说我们没钱呢？如果他自己选择放手，或许这是我们唯一能接受的方式。"

有些家人想到患者离世后将不再受病痛折磨，因此内心获得一丝安慰；有些家人觉得，患者离世后，自己也能从繁重的照料和沉重的心理压力中解脱出来。然而，这样的想法往往伴随着强烈的罪恶感，他们觉得自己似乎变得冷漠，不再像从前那样珍视患者的生命。因此，在得知患者生命垂危之际，部分家人的心情既夹杂着释然，又深陷于自责。

他们会这样说："看她这段时间受尽折磨，如果离开能让她摆脱痛苦，我愿意忍痛割舍，只要她能走得安详，哪怕我自己承担'恶人'的罪名。""发病至今快两年了，前期生活还能勉强维持，但这两三个月来，她的身体状况急转直下，每天都生活在疼痛中，即使用了止痛药也没有太大的效果。她自己也明白时日无多，经历了这么多年的煎熬和恐惧，也许离世对她而言才是真正的解脱，至少不用再受苦了。"

其他情绪

在面对亲人身患癌症时，家人也会体验到一系列复杂的情绪反应。他们可能会感到麻木、震惊和无所适从，对眼前的困境感到无助和无法掌控，同时也可能产生内疚和自责的情绪，害怕疾病复发，对未来充满担忧。就像有的家人感慨道："我真心希望能够替代他承受这一切，真希望自己能帮他减轻痛苦，可是我无能为力，这是我心中最痛苦的挣扎。""我还记得，在他接受截肢手术前，我送他去朋友家玩耍，看见他欢快地跑进去，那时我就意识到，这可能是我最后一次看到他自由奔跑的样子，这个想法让我备感心酸和难过。"

《星运里的错》这部电影讲述了一位 16 岁少女患癌的故事，影片中也隐隐流露出父母的情绪痛苦，就像影片中少女母亲的台词所流露的，"你知道比因病去世更难过的事是什么吗？是你看着家人得了癌症去世，而你，只能这么看着"。

交互影响：认知、身体与行为

长期照顾癌症患者，使家人在自我认知和角色定位上发生深刻的转变。原本，他们在社会生活中都有明确的角色，例如作为职场上的工作人员，或是家庭中挚爱的伴侣、子女或父母。然而，当亲人确诊癌症后，他们的角色从单纯的家人转变为全身心投入的照料者，肩负的责任和任务也随之变得更为繁重和多元。

为了患者，他们可能需要投入大量时间，如同一份全职工作般全天候守护在病人身边，而这往往会影响他们对其他角色的投入。他们可能是敬业的员工，却因为频繁请假或迟到早退以照顾患者而影响工作；他们也许还是孩子的父母或老人的儿女，却无法给予其他家庭成员足够的关爱和陪伴。面对这些角色间的冲突与挑战，家人可能会对自己的定位感到迷茫和困惑。

电影《小伟》讲述了一个癌症家庭的故事，影片分别从三个人的视角出发，讲述了从父亲发现罹患肝癌晚期直到去世的一段生活。其中有一个情节是探望父亲的亲戚离开，母亲送到电梯间还是忍不住告诉了对方自己丈夫患癌的事情。面对儿子"你为什么要告诉她？"的疑问，母亲说："她不是说要帮我分担困难吗？"有时候，照料者希望有人分担，但照料者作为个体本身的情感和压力，其实极少被讨论。影片中的母亲让人看到一个女性为患癌的丈夫坚守到最后一刻的坚强，以及一次次在情绪崩溃边缘收拾残局的疲惫。

尽管照料过程充满艰辛，但家人在这一过程中也可能经历一种深度思考，即目的性沉思。这种积极的思考方式有助于家人从创伤中获得成长。目的性沉思是指家人主动反思和理解这次癌症带来的挑战，探寻这些痛苦经历背后的意义，思考如何调整与他人的交往方式，如何赋予这段经历更多深层次的价值，以及它对未来生活的影响。通过目的性沉思，家人能够逐步调整自我，对生命与疾病产生新的领悟，重新审视生活中的优先级，从而实现在逆境中成长。

在癌症患者家庭中，家人除了承受心理压力，身体上也会出现各种症状。一方面，亲人确诊癌症就如同一道晴天霹雳，对于家人也是巨大的心理冲击，引发的应激反应可能带来一系列身体不适和行为异常；另一方面，长时间、高强度的护理工作让家人几乎无暇顾及自身的健康状况，他们往往牺牲自己的身体健康，全身心投入对患者的照顾中，这样不可避免地导致自身健康状况变差。

在护理初期，家人可能会感到极度疲劳，随着护理工作的深入，疲劳感会加重，同时出现头痛、失眠、全身疼痛、头发脱落、体重减轻、血压偏低等身体症状。照料癌症患者的家庭成员由于长期承受高压，自主神经系统的平衡可能会被打破，尤其是心脏的迷走神经调节功能会受到损害。此外，还可能导致高血压、自主神经系统功能紊乱、内分泌系统调控失常、免疫功能改变，以及不良生活习惯的形成。有研究指出，半数以上的癌症患者的照料者存在高血压等慢性疾病。还有一些家人会出现食欲减退、偏头痛、贫血等问题，原本存在的慢性病症状甚至也会因长期照料癌症患者而加重。

许女士是典型的癌症患者家属，她的丈夫不幸被诊断出晚期癌症。从确诊那一刻起，许女士便承担起全职照料者的工作。一年多的时间里，她不分昼夜地陪伴在丈夫身边，不仅需要处理日常生活的琐碎事务，如协助进食、洗澡、翻

73

身等基本生活护理，还要定期陪他去医院接受化疗和其他治疗。

　　每次化疗结束后，丈夫的身体状况有所好转，许女士会暂时松一口气，然而这短暂的安宁总是很快被新的病情进展打破。每当癌细胞再次扩散或病情恶化，她的情绪也随之跌宕起伏，既要强忍泪水安慰丈夫，又要独自承受巨大的精神压力，对未来充满忧虑。

　　长时间、高强度的照料使许女士几乎没有充足的休息时间，体力严重透支，加上精神上的持续紧张和担忧，她的身心健康都受到极大的考验。即使感到精疲力竭，她依然坚守在丈夫身旁，因为她深知这是对家人深深的爱与责任的体现。

当疾病袭来，患者及家人会携手寻找适合的方法来缓和疾病的冲击。这些应对措施可以根据应对焦点和态度分为不同类型：有的侧重于解决问题，有的关注调节情绪；有的区分为主动应对和被动应对，有的区分为积极应对和消极应对。举例来说，面对疾病挑战时，问题导向的应对意味着通过实际行动或调整生活环境来减轻压力，如搜集疾病相关信息，精心规划日常生活以便更好地照护患者。情绪导向的应对则聚焦于内在的心理调适和可能的压力情境管理，这包括借助冥想、祷告来舒缓情绪，通过抒发情感或者向亲友倾诉来排解压力。选择何种应对策略往往与个体所处的具体情况息息相关——如果觉得能够影响并改变现状，人们倾向于采取问题解决的方式；反之，若面临难以撼动的压力源，如癌症这样的重大疾病，患者及其家人可能更依赖于情绪调节的方式来应对。

在癌症的家庭护理过程中，家人常常采用情绪支持性的应对方式，而不是直接解决问题。这是因为癌症的不确定性以及治疗难度，让人深感单凭个人力量不足以对抗病魔，于是家人更多地转向情感层面的慰藉与疏导。特别是肩负重任、承受巨大心理压力的家人，他们可能会更加频繁地运用情绪中心的应对策略，如通过信仰或者哲学思想慰藉心灵，与他人分享内心苦楚，暂时避免谈论病情或有意识地避开过于沉重的话题等。

面对癌症带来的困扰，有些患者及家人会选择用睡眠这样的方式回避现实，以此暂时转移注意力，舒缓压力。然而，长久过度依赖这种方式可能导致更多的负面情绪积累，对身心健康并无益处。相比之下，直面困难，理性对待癌症的现实，积极探寻解决方案，比如主动查找相关信息和资源，能帮助患者更有效地应对困境。

当家庭成员能够勇敢地接纳生病的事实，采取积极的态度应对，其内心的消极情绪便会逐步得到释放与缓解。反之，如果选择逃避或否认，就可能阻碍他们适应病情的过程。另外，家庭成员勇于表达内心的悲痛、愤怒或愧疚，主动向医护人员和社会力量求助，同时不断充实关于疾病的知识，这些都有助于缓解他们因疾病产生的焦虑、抑郁、哀愁等负面情绪。

灵性痛苦与成长

当一个人不幸罹患癌症，其家庭成员可能会经历一种深度的灵性困惑和挑战，表现为找不到答案，对公正产生疑问，感到被某种力量惩罚或联系断裂。家庭成员可能无法理解亲人患癌的原因从而质疑上天："我的内心一直挣扎，想问苍天，为什么让我唯一的孩子得了癌症？为什么是癌症？为什么不是一种可以治愈的疾病？"

他们或许会对命运的不公发出质询："我认为上天真是不公平。为什么我的妻子在这么年轻的时候患了癌症？她还在怀孕。"

有的人甚至怀疑这是某种惩罚："我不知道为什么上天要这么惩罚我。是我做错了什么事吗？是我没有做个好人吗？"

也有人感受到与"神明"之间联结的疏远："我被上帝抛弃了，我不会再回到他那里。他永远都不会给我想要的，事情只会变得糟糕。"

面对治疗过程和预期结果，他们可能陷入深深的失望，认为一切努力都徒劳无功，只是一味地等待厄运降临，觉得祈祷无效，感觉自己"被上帝拒之门外"。有家庭成员坦言："我以前认为努力都会有回报。现在我相信努力不会有回报，所有的治疗都没有意义。"

有些信教人士开始对祈祷的功效产生怀疑："我以前认为上帝会听到我的祈祷，但现在我开始意识到，他不会注意到我们。我为我的丈夫祈祷了这么多次，但是什么也没有发生。"

甚至有人感到"被上帝拒绝"："我认为上帝不会注意到我和我的家庭。否则，为什么这件事发生在我们身上呢？我婆婆坚信孩子会康复，但是我不相信，我对她说，如果上帝会治愈我的孩子，为什么一开始让他得这个病呢？我非常失望。"

癌症往往会给人带来死亡焦虑。这种焦虑不仅影响患者，也深深地触动他们的亲人，渗透进每个人的日常生活和对未来的设想。死亡焦虑是指，在想到死亡或临近死亡时所产生的自然恐惧和不安情绪。当我们意识到生命的有限，特别是当疾病，尤其是像癌症这样严重的病症出现时，死亡焦虑便悄然滋生。对患者家属而言，他们目睹亲人承受癌症带来的种种痛苦，如剧烈疼痛、不适反应等，这些直观感受无形中引发了他们觉得自己未来也会有相似遭遇的联想，进而对疾病带来的痛苦有了深深的畏惧。

同时，由于无法给挚爱之人减轻病痛，他们又产生深深的无力感，加上对即将失去亲人的担忧，内心更是充满了对死亡的恐惧。随着患者的病情日趋严重，家人的死亡焦虑也随之加剧。作为患者的重要精神支柱，家人往往选择默默承受，将自身的痛苦深藏心底，不愿表露。这种压抑的死亡焦虑可能导致家人与患者之间的交流减少，彼此间的情感距离加大，使临终时刻的重要对话变得难以开展，以及患者离世后家人的心理调适变得更加困难。

家人罹患癌症的经历，促使家庭成员在心灵深处展开一场深刻的蜕变和成长之旅。研究显示，患者家属在这一过程中展现出诸多积极的心理转变，体现在多个方面：他们学会从新的角度审视生活并赋予生活新的意义，更加珍视每一刻的生活时光；个人自我认知得以深化，人际关系的纽带也因此愈加紧密，更有意愿回馈社会。

具体来说，重建生命意义的过程中，家庭成员如同重新擦拭一面镜子，以全新的视角理解和诠释发生在自己身上的事件，力求在内心形成一种和谐统一的信念和人生追求。比如，家有癌症患儿的母亲提到，他们对刚得知孩子诊断结果时的困惑有很深刻的记忆，他们无法理解这件事为什么发生在自己身上。通过寻找这些问题的答案，家庭成员也许会有以下三种积极的意义建构结果。

其一，有些人在宗教层面找到寄托，认为这一切是上天的安排，有其深远的意图和目的，就如同"上天自有其计划，希望通过这次考验让我们学到某些东西"。

其二，他们在逆境中寻觅到生活的积极面向，学会从坏事中找出价值和收获："如今，我们不再轻易地动怒，也不再追问'为何我们遭受此难'，因为在某种程度上，这件事确实促进了家庭关系的和谐，促使我们在磨砺中共同成长。"

其三，他们通过成为"特殊的见证者"来构建意义，认为患癌的经历并非全然的悲剧，而是赋予生活一种特殊使命："这一切的发生都有缘由，癌症给了我们一个机会去体验、去传递，让我们的人生故事和积累的经验能够启发并帮助他人。"

癌症患者及其家人在面对疾病的同时，也意外地领悟到享受生活、珍视生命的真谛。就像法国哲学大师让-保罗·萨特（Jean-Paul Sartre）所说的："只有当你真切地体验过或理解了生命的无常与短暂（如同面对死亡），才会更加深刻地感受和珍惜活着的价值。"处于生死边缘的人们，更能体会生命的脆弱，并由此激发出对生命的热爱和尊重。有患者家属真切地分享："经过这一切，我确实对生命有了全新的认识，真正明白了生命的宝贵之处。"

学会享受生活、珍视生命，这不仅代表了他们对生命哲学的新认知（存在主义的成长），也标志着他们的价值观和生活侧重点发生了变化。例如，有的家人表示，他们开始学会专注现在，珍惜生活的每一刻。"当你看到生命可能会转瞬即逝时，你开始深刻地意识到活着是多么重要，你们在一起、一切都好是多么重要。及时行乐的感觉很强烈。你更加有意识地活着，当别人执着于小事情的时候，你更能知道如何客观看待事情。"

面对癌症，家人逐渐深切认识到生命的脆弱本质、健康的重要性和人生的局限性，因而调整了生活中的优先级。他们开始发现，过去的许多挂念和烦恼其实并不那么紧要，更加明确了生活中真正的核心所在。在选择朋友、伴侣时，他们不再过分看重外界的认可，而是更加注重内在的契合。社会普遍定义的成功标准对他们而言已经淡化，他们不再沉迷物质追求，而是以自身认定的方式去衡量成功。即便工作收入不如他人，也能平静接受，因为他们更关注所做的事是否符合内心，而非外界的评价。

家人也在这个过程中坦诚接纳自身的局限，并从中得到成长。正如一位家人所说："我相信正是这些经历塑造了今天的我，正是因为走过了那段艰难岁月，我才成为现在的我。我对此感到欣慰，享受着美好的生活，心中满是喜悦。"

同时，他们坚信挫折能够铸就更强大的自己，正如有的家人描述，经历亲人身患癌症，他们发现自己蕴藏着未曾察觉的内在力量和潜能："我儿子的病痛历程让我发掘出自己未曾了解的强大一面，现在我知道自己有能力应对许多之前不敢想象的事物。""这场变故让我与身边的家人朋友关系更加和谐紧密，我也变得更为坚韧。"

癌症也让家人增强了与他人的联结感，激发了回馈社会的热情。他们中有的曾在家人患病期间受到众多爱心人士的帮助，因此满怀感恩之心，希望能有所回馈，尽己所能去帮助他人，作出一些积极的改变，为社会贡献一份力量。有的家人选择在网络平台上分享自己的抗癌经历，为同样在困苦中挣扎的家庭提供参考和支持。有的家人主动关爱和援助其他患癌家庭，对同处困境中的人怀有深厚的理解和同情，愿意通过分享信息、给予情感慰藉、筹集资金、捐赠等方式，向需要帮助的人伸出援手。

风险与守护

患者的家人在应对癌症带来的挑战时，其适应能力会受到多种因素的影响，如性别差异、年龄层次、经济条件、教育背景、在家庭中的角色分工，以及实际遇到的问题等。在陪伴和照料患者的过程中，家人经常会背负多重压力，既有看得见的，比如高昂的医疗开支、家庭日常生活的大幅度调整；也有看不见的，比如给自己设定过高的标准和期待。这些压力无疑会对家人在社交心理层面的适应产生消极影响。不过，家人并不会独自面对这些困难，他们可以从各种渠道获得支持和帮助，比如兄弟姐妹、朋友、所在的社区，甚至与有相似经历的家庭建立联系。

不少研究深入探讨了性别对心理适应的影响。在照顾癌症患者的过程中，女性通常更多地承担起照料者的责任，心理负担相对较大，感到疲惫的程度较高，常伴有失眠、食欲减退、记忆力减退等问题。同时，她们的抑郁症状更为显著，痛苦感受更深，整体心理健康状态相对较差。原因之一在于，女性更倾向于采用情感导向的应对策略，如通过表达情感、深度思考、信仰寄托等方式缓解压力，这样一来，她们的痛苦体验更为突出。相反，男性多采取解决问题的应对策略，更专注于搜寻信息、请教专业人士、采取实际行动来减轻压力，因此他们报告的情绪痛苦较少。另一个重要因素是，受传统文化观念影响，我国普遍存在"男主外、女主内"的思维模式，导致女性在家庭生活中承担更多的家务和照料责任，尤其是在对患者的贴身护理，如伤口处理、喂食、清洁等事务上，这让她们承受了更大的压力和负担。

不同年龄段的家人在适应过程中亦展现出不同的特点。首先，老年家人由于体力精力衰退、体质变差，且易出现各类疾病，健康状况相对较差，面对繁重的看护任务，他们更容易感到身心疲惫，难以承受。相较于年轻家人，老年家人更可能出现焦虑、抑郁等负面情绪。其次，老年家人的收入水平一般较低，在面对随着病程发展而不断增长的医疗支出时，经济压力显著增大，这会让他们感到格外沮丧和无助。再次，老年家人的心理调适能力随年龄下降，在亲人被诊断出癌症后，他们更难以调控负面情绪。最后，老年家人在目睹患者病情恶化、身体痛苦之时，也会联想到自己的未来，并且随着患者病情的恶化，他们对死亡的焦虑感受也会尤为明显。

经济压力是癌症患者家庭常常面临的难题，尤其对经济状况欠佳的家庭来说，庞大的医疗开销会给家人带来沉重的心理负担，同时也对家庭成员的身体健康产生不利影响。癌症治疗是一个漫长的过程，还有高额的花费，这对许多家庭构成了巨大的挑战。尽管现今的医疗保险制度提供了部分保障，但仍有部分低收入家庭在支付医疗费用时感到力不从心，内心充满无奈和愧疚。即使是平日里收支平衡的普通家庭，在遭遇如此重大的变故时，原有的平稳生活也会被打乱，难免会感到难以承受。

教育程度在家人心理健康维护上发挥了重要的作用。一般来说，教育程度较高的家人更倾向于采用问题解决的方式来应对困难，他们的心理健康状况相对较好。他们凭借丰富的知识储备和较高的认知能力，能够充分利用互联网、图书、报刊等各种渠道获取有价值的信息，深入了解疾病相关的知识，从更广阔的角度来看待问题。他们主动寻求医生和其他专业渠道的意见，更好地配合癌症治疗，心态积极乐观。对于晚期癌症这类被视为绝症的疾病，他们能以更为理性和平静的态度面对，避免盲目悲观。

然而，对教育程度相对较低的人来说，他们可能受限于自身的文化水平，难以高效获取并应用相关资讯，更多时候会倾向于通过倾诉、逃避等方式来应对问题。这些以情绪为中心的应对策略虽然能短暂舒缓情绪，但在解决实际问题上效果有限，而且容易在家庭中扩散消极情绪，进一步加重所有家庭成员的心理压力。特别是社会经济地位较低且教育程度较低的照料者，高昂的医疗费用加上繁重的护理任务，时常令家人感到无所适从，陷入深深的自责、悲伤和焦虑中，进而出现抑郁、失眠等身心症状。

家庭中的照料者主要由父母、配偶、子女以及兄弟姐妹构成。他们在面对癌症挑战时，因角色不同，感受到的压力也有差异。研究显示，面对癌症患者，配偶或父母的心理健康会受到更大挑战。例如，当另一半被诊断出癌症时，配偶首当其冲受到严重影响，因为他们早已习惯了彼此相互依存的生活方式，自然而然成为照顾患者的主要力量，承担更为繁重的照料任务。他们不仅要关心患者的病情，还会忧虑自己的未来，产生深深的不安和恐惧。

对于子女，尤其是已婚成年的子女，由于人格相对成熟稳定，并拥有自己的家庭作为支撑，他们的心理承受能力和调节能力相对较强。然而，面对患有癌症的孩子，父母会陷入极度的恐慌与悲伤之中，他们无法接受孩子可能早于自己离开的现实，同时对未来生活的担忧和对死亡的恐惧也会导致强烈的焦虑和抑郁情绪。

　　患者的病情严重程度直接影响家人的心理健康。患者病痛的加重会让家人感到更为恐惧、悲观、绝望和无助，随之而来的是焦虑情绪的增加。尤其是对于生活不能自理的患者，家人必须持续不断地照顾，难以抽身，这会使他们的焦虑情绪居高不下。此外，患者对疾病的态度也会间接影响家人，患者越消极，家人的情绪状态也越消极，焦虑情绪也将加剧。

　　癌症的发展阶段同样对家人的心理健康产生深刻影响。比如，当癌症发展至转移阶段，家人的心理和生理健康状况更易恶化，因为他们深知这意味着病情急转直下，患者的生命正在走向尽头，这使家人沉浸在深深的悲痛与抑郁之中。与此同时，癌症转移还会导致患者出现更多并发症和症状，需要家人投入更多时间和精力进行照料，进一步增加了心理压力和情感煎熬。此外，随着癌症治疗时间的延长，患者在医院逗留时间越久，接触到的其他患者痛苦经历越多，患者和家人的消极情绪也会相应增加。不过，研究也表明，在经历两年以上的治疗或陪护期后，家人可能逐渐适应这种状态，焦虑的发生率和程度可能会有所降低。

　　在照顾癌症患者的旅程中，照料者面临的身心负荷是一个不容忽视的因素，包括经济压力、时间分配压力以及身体疲劳等。许多家庭成员在全力照顾患者时，不得不暂时搁置自己的工作和个人生活，而这无疑会对他们的日常工作、家庭关系带来一定的冲击。研究发现，照料者在陪同就医、代办事务、提供情感支持、密切关注病情变化和额外承担家务等方面投入了大量的时间和精力，尤其像亲自给患者喂食、洗澡等贴身而繁重的护理工作，相比其他任务更为艰辛。照料者承受的压力，确实是导致他们产生抑郁情绪的一个重要原因。

然而，在这一艰难的过程中，家庭成员也能挖掘到一些积极的心理资源，助力他们更好地应对挑战。在中国，孝道传统深入人心，子女在悉心照料父母时，往往能够从中找到履行责任的成就感和内心的平静。深厚的亲情纽带使家人彼此紧紧相连，相互扶持，共享温暖，增进感情，从而使照顾患者的过程成为凝聚家人力量、增进亲情的机会。

同时，家人在照顾患者的过程中，不仅能积累经验，还能适时调整认知与行为策略，以适应眼前的困难。不少照料者发现，照顾患者的经历提升了他们的自尊心。在这个过程中，他们挖掘出自己潜在的耐心、包容等优点，学会在照顾患者和维持自己生活之间取得平衡，能够妥善处理内心矛盾，调节情绪，最终实现自我认同和肯定。

心理弹性，即个体在面对困境、逆境、灾难或重大压力时展现出的良好适应能力和恢复力。具备较高心理弹性的照料者，在面对癌症的打击和照料过程中的压力时，能够保持积极的情绪状态，减少焦虑和抑郁情绪，提高生活质量。心理弹性较弱的照料者则更容易产生消极情绪和心理问题。尽管突如其来的癌症确诊和照料过程中的重重压力让照料者始料未及，但心理弹性高的照料者能够把照顾视为一件有意义且有价值的事情，通过各种方式应对压力并成功适应，他们在照料者的角色中找到自我价值和归属感，甚至能从这段经历中感悟到人际关系、人生观、价值观等方面的积极转变。

社会支持是我们心理健康的一道坚实屏障，它来自家人、朋友、社区和互助团体。充足的关爱和支持可以帮助个体减轻压力，增强自我价值感，从而提升他们解决问题和适应困境的能力。如果家人能得到广泛且良好的社会支持，他们将更不容易受到心理困扰，心理健康状况也会更加良好。

社会支持可分为三个方面：一是客观支持，比如物质援助、稳固的社会关系网等，这些都是真实存在的，不受个体主观感受影响；二是主观支持，这与个体的内心体验紧密相连，体现为感受到被尊重、关爱与理解的满意度；三是对支持的利用程度，即个体如何有效利用身边的资源，有些人虽身处支持体系，却不愿接受帮助，显示出较低的支持利用度。

高质量的社会支持对家人来说尤为重要，它能有效舒缓情绪压力。有时候，尽管家人身边环绕着众多支持，但如果未能从中获得被关爱、理解的感受，仍会产生负面情绪。主观支持最直接关联身心健康，家人需要积极与支持者沟通互动，感受到来自他人的尊重、理解和关怀，这样才能借助社会支持的力量保持良好的心理状态。

社会支持的形式多样，可以分为实际支持、信息支持和情感支持。无论是亲朋好友还是医护人员，都能提供这几种类型的支持。例如，医护人员在诊疗过程中，向患者和家人普及癌症知识，帮助他们理性认识疾病，这是信息支持；家人通过网络、书籍查找癌症相关信息，也是在获取信息支持。当亲朋好友倾听家人的痛苦，给予贴心安慰和鼓励，更是提供了宝贵的情感支持。实际支持包括帮助患者处理日常事务，照料患者，在某些情况下同样不可或缺。

家庭的韧性也是保障家庭成员心理健康的关键要素。家庭韧性是指家庭在面对各种挑战和危机时，具备适应变化和抵抗压力的能力，包括家庭内部的和睦氛围、预见未来的能力以及解决问题的智慧。一个韧性较强的家庭，能够帮助患者及家人更好地应对困难，提高生活质量，守护心理健康。在我国，深受传统文化熏陶的家庭秉持"同甘共苦"的理念，家庭成员间关系紧密，面对逆境时往往能够齐心协力，共同克服。

另外，共同的信仰有助于维系家庭和谐，加深成员间的理解和默契，一些有宗教信仰的家庭体现出更高的韧性。同时，家庭成员还可以通过参加宗教活动和仪式获得精神慰藉，缓解负面情绪和照顾压力，共同挺过难关。

然而，社会环境中也存在一些对适应产生负面影响的因素，比如社会歧视和病耻感。癌症有时会被归咎于个人行为，如肺癌被认为与吸烟有关，这导致患者遭受误解。此外，年轻患者往往能得到更多的关注，而老年患者则相对被忽视，医生在医疗服务中也可能更多地倾向于关注年轻患者。癌症终末期，患者自理能力丧失时，可能会感到自我价值丧失，产生病耻感。个体、群体乃至社会的排斥和歧视会加重患者的病耻感，而照料者由于与患者紧密联系，会体验到连带病耻感，这种感觉受患者自理能力、病程长短以及每日所需照顾时间的影响。患者越是依赖他人照顾，病程越长，每日照顾时间越长，照料者感受到的连带病耻感就越强烈。

心理适应与发展历程

前文提到的五阶段心理适应模型也能为我们理解家人在面对亲人患癌时的心理变化提供指引，这五个阶段分别是否认、愤怒、讨价还价、沮丧和抑郁、接受。家人在面对亲人患癌的困境时，这些阶段可能并不严格按照顺序依次呈现，有时会交错重叠，甚至会出现反复的情况。并非每个家庭成员都会完整地经历所有阶段，但希望的种子往往贯穿始终，助力家人逐渐适应这一艰难的现实。

在否认阶段，家人初次听到亲人确诊癌症时，往往会感到难以置信，甚至选择性地否认这一事实，或者呈现出一种麻木的状态。这是因为，承认亲人的病情对许多人来说太过沉重，否认成了缓解内心痛苦的一种方式。这时，家人犹如置身于一片混乱和震惊之中，他们不愿意接受原本安稳的生活突然巨变，有些人试图从灵性信仰的角度寻求解释，有些人则失声痛哭，陷入惊慌失措的状态，仿佛困在一场醒不过来的噩梦里。否认并非完全消极，它实际上是家人尝试理解和接纳残酷现实的初期过渡阶段，随着时间推移，当否认与震惊的情绪逐渐消退，家人便开始了真正的心理疗愈过程，起初被压抑的感情也开始浮出水面。

接下来是愤怒阶段，面对不幸的打击，感到愤怒是人之常情，家人可能会将责任归咎于他人或自己。他们疑惑为何这样的事情会发生在自己的亲人身上，有人甚至会苛责自己，认为是自己不良的生活习惯如吸烟、不健康饮食导致亲人患病。愤怒帮助家人回归现实，重建与他人的联系，这是心理适应过程中的正常反应，同时也是释放情绪、重建自己与他人情感纽带的一种方式。

在讨价还价阶段，面对无法接受的结果，家人可能会寄希望于通过某些交换来逃避痛苦。他们可能会暗自许诺："如果能让爱人康复，我一定竭尽全力做一个体贴的妻子，再也不会挑剔抱怨。""只要爸爸能好起来，我保证再也不跟他怄气。"这是一种对现实的幻想式妥协。

家人试图通过某种"交易"扭转不想要的结果，承诺改变自己的行为来换取一切恢复正常。内疚感在这一阶段尤为突出，常常伴随着"如果……就……"的假设。"如果我早半年督促他去看医生，也许就能早点发现癌症，他可能就有救了。"在这个阶段，家人竭力想要做些什么来改变亲人患病的事实，即使对一些非主流治疗方法的效果持怀疑态度，他们也可能尝试使用草药、针灸等方式为患者提供额外的治疗方案。

随后进入沮丧和抑郁阶段，当家人发现讨价还价并不能改变现实，他们逐渐清醒地面对现实。抑郁是一种普遍的悲伤表现形式，意味着家人开始正视亲人的疾病，意识到它已然发生，无法逆转。在这个阶段，家人会更加明确地认识到疾病的存在，对生活失去兴趣，不愿进食、起床，甚至觉得生活无望，世界残酷得让人难以面对。他们不愿与人交往，沉默寡言，心里充满绝望。有些人甚至会产生轻生的念头："生活还有什么意义？"

最后一个阶段是接受，家人的情绪趋于稳定，开始重新适应现实。他们开始接受亲人患病这一"新"的现实，明白自己必须接受并臣服于这一无可奈何的事实。接受并不意味着他们欣然赞同，而是带着无奈和坚忍去面对。值得注意的是，即使进入了接受阶段，家人也未必能做到彻底接受，可能在否认和接受之间徘徊，这是一个不断调整、不断轮回的过程。在这个阶段，家人开始从痛苦中走出，重新梳理社会关系，心情逐渐好转。他们意识到，虽然无法改变事情的结局，但他们可以选择前行、成长和蜕变，最终接受这个新的现实。接受并非终点，家人的情感变化并非直线式发展，而是起伏不定、循环往复的过程。

有学者分阶段描述照料者的痛苦来源，包括确诊、治疗、生存、复发、晚期等阶段。表 2-1 呈现了每个阶段照料者的痛苦来源。

表 2-1　疾病不同阶段照料者的痛苦来源

确诊	治疗	生存	复发	晚期
• 未满足的需求：心理、社会、医学、经济、信息 • 不确定如何解决患者的情绪痛苦 • 感到被淹没、无力 • 多重角色：家务、工作、照料	• 担心治疗效果 • 难以管理治疗副作用 • 对于提供复杂的照料没有准备 • 没有别人支持 • 自己要承担多重责任 • 社交隔离	• 害怕复发 • 多重家庭压力 • 不能在疾病中找到价值或意义	• 增加的不确定感和无望感 • 情绪混乱，感到威胁增加 • 更明显的症状痛苦，更多的角色受限 • 支持资源减少	• 患者的症状很多，很痛苦 • 家庭沟通遇到困难 • 害怕患者离开，自己被抛下 • 承担其他的任务，如工作 • 缺乏经济和社区支持 • 不能很好地自我照料（如暴饮暴食、酗酒）

第三章

携手共筑抗癌家园

家庭如同温馨的港湾，是社会构造的基础单元，也是每个人身心成长的核心地带。美国心理咨询师默里·鲍文（Murray Bowen）博士在 1963 年开创性地提出家庭系统理论，这一理论把家庭视作一个相互关联的整体系统，每个家庭成员都是这个系统中不可或缺的一部分。在家庭这个系统中，每个成员之间的互动交流密不可分，也就是说，任何一个家庭成员都不能孤立地去理解和分析，必须结合整个家庭背景来看待。

癌症阴影下的家庭应变

癌症患者的家庭在面对疾病时，承受着来自不同层面的压力，有主观感受和客观实际两个方面。客观压力主要是指与疾病护理息息相关的实际任务。在癌症患者的家庭中，这些客观压力包括直接的医疗护理、间接的生活照顾、应对患者的情绪需求以及疾病对其他家庭成员职责的影响等多方面内容。

其中，经济压力是家庭最为沉重的客观负担。国内外多项研究均指出，癌症护理导致的经济压力增大，是家人出现抑郁、焦虑情绪，生活质量下滑的重要预测指标。经济压力可以细分为直接经济成本和间接经济损失。直接经济成本包括直接医疗费用和非医疗支出，比如住院费、膳食补充费、交通费等。间接经济损失是指疾病导致的劳动力缺失或减弱，如因病请假、提前退休，造成家庭总收入的减少。另外还有无法量化的心理成本，这是一种无形成本，指患者及其家人因疾病而遭受的无法用金钱衡量的痛苦、忧虑、悲伤、孤独感等，这些都严重影响了他们的生活质量。

　　高昂的癌症治疗费用无疑是家庭经济负担的最大源头。此外，为了专心照顾患者，很多在职的家庭成员可能选择减少工作时间、离职，或者雇用专门的护理人员，这些举措都进一步加重了家庭的财务压力。但随着我国医保制度改革的推进，越来越多的癌症患者得以享受公费医疗的福利，这在一定程度上有望缓解癌症患者家庭所面临的经济压力。

　　家庭中的主观压力，是指家庭成员在应对癌症带来的种种现实问题时所体验到的痛苦情感，包含忧虑、悲痛、羞愧、愧疚等各种复杂情绪，可以说是疾病带给家庭的隐形代价。照料者通常会尽力隐藏这些负面情绪，以免给患者增添心理负担，但这本身也是一种情感消耗。照顾癌症患者是一项艰巨的任务，对照料者的要求很高，心理压力自然不小。研究证实，多数照料者都面临相当程度的情绪困扰，特别是那些无法选择是否承担照顾责任的家人，其承受的压力更大。有时，患者可能并不完全理解照料者的心理压力，对他们的付出不够重视，这会加重照料者的情绪困扰。

　　照顾癌症患者几乎等同于全天候工作，因此照料者同样需要得到心理上的关爱与支持。一项整合多篇文献数据的研究发现，照料者的主观压力越大，焦虑症状就越明显。幸运的是，社会支持有助于减轻照料者的主观压力。鉴于照顾癌症患者的过程中容易产生一系列连锁的情感反应，许多旨在减轻照顾负担的干预策略更倾向于关注和处理照料者的主观感受，而非仅仅解决客观问题。

　　当家中有人不幸罹患癌症，这对家庭关系无疑是一次严峻的考验。比如，孩子确诊癌症时，夫妻双方都可能处于高度紧张和敏感的状态，容易情绪失控、争吵。在这种情况下，夫妻间的沟通会变得困难，冲突发生的概率增大，婚姻关系也可能遭受挑战。特别是当夫妻二人应对问题的方式截然相异，如一方倾向于情感导向，另一方倾向于问题解决导向，他们在面对困境时的情感表达和处理方式会产生分歧，双方之间仿佛横亘着一道鸿沟。情感导向的一方可能觉得问题解决导向的家人冷漠无情，无法体会自己的痛苦；而问题解决导向的一方则可能不理解情感导向家人的强烈情绪，指责他们不去想办法解决问题，或认为他们解决问题的方法不够有效。面对癌症，夫妻双方都需要在新的挑战和危机面前，重新学习如何相互理解和协作，共同面对。

对于伴侣中有癌症患者的家庭，婚姻关系无疑会经受严峻的考验。有数据显示，当女性被诊断出癌症或其他严重疾病时，她们与伴侣分手或离婚的可能性更高。就像一位乳腺癌幸存者亲身讲述的那样："在我被查出乳腺癌后，接受了长时间的化疗和放疗。在这段艰难的日子里，我的丈夫总是郁郁寡欢，时不时发脾气，他从未给予我应有的安慰和支持。所以我必须独自承受治疗带来的痛苦，艰难地一步步迈向康复。经历了这样的曲折历程，我对婚姻产生了深深的失望，并最终作出离婚的选择。"有时，单单是疾病本身就可能会威胁婚姻关系。在《爱在人间》这部电影中，琼和汤姆夫妻二人已经相互陪伴扶持着走过了大半辈子，夫妻之间的感情非常亲密和坚实。但在妻子得了乳腺癌后，手术、化疗给他们带来巨大的冲击，两个人的关系也受到损害。尽管汤姆尝试给琼支持，琼仍然感觉与丈夫之间存在鸿沟，不被理解："得癌症的是我，不是你。"

　　癌症的确会对患者的自我认知、生活方式以及人际交往产生深刻的影响，这同样会影响家庭关系，导致种种情感压力和生活变化。例如，当一个人得知自己患上癌症，可能会觉得自己失去了价值，担忧身边的人会因为疾病而疏远甚至排斥自己。这样一来，患者内心的安全感大大减弱，对外界尤其是家人的言行举止更加敏感，常常误解他们的善意，将正常的举动解读为对自己的不满或疏远。

　　患病后，家庭成员之间的交流可能变得更为困难，遇到误会时，大家都不太愿意坦诚相对，亲密感逐渐淡化。比如说，家人出于关爱，可能会过于小心谨慎地对待患者，时常纠结是否应该放手让患者独立完成日常事务；又或是不知如何向患者传达确诊信息，以及在遵循治疗计划上与患者意见不一致，从而产生冲突。

　　像这样的情景并不罕见：家人看见患者试图提起重物，便会立刻紧张地阻止，比如"让我来吧，你别提"，这可能让患者感到沮丧，因为患者认为自己仍然有能力处理事情，渴望保持一定的自主性和尊严。"我记得有一次，他试着拿起一件不算重的东西，我忍不住走过去帮忙，对他说：'这个让我来拿吧。'但他看上去非常不悦，坚称自己可以：'这只是个小物件，我还远远没到连东西都提不动的地步呢。'"这样的举动虽出于好意，却也可能无意间削弱了患者的信心和自我效能感。

　　当家中有孩子不幸患上癌症时，其他孩子也会一同经历一段充满挑战的时光。他们可能会因为父母将大部分精力集中于照顾生病的孩子，而感到自己被忽视，内心涌动着孤独、不满甚至忌妒的情绪。他们怀念那个充满欢乐、温馨的家庭，怀念父母曾经陪伴自己写作业、倾听自己心声、为自己精心烹饪美食的日子。与父母的分离会给他们带来很大的心理压力，有时甚至会冒出"要是生病的是我就好了"的念头。

有的兄弟姐妹会主动承担起更多的家庭责任，比如做饭、打扫卫生、洗衣等，尽管他们这样做是为了给父母分忧解难，也从中获得一些安慰，父母却因此深感内疚。

部分兄弟姐妹会时刻挂念生病的孩子，担心不已，以至于无法集中精力学习，学习成绩暂时下滑，有的孩子甚至会抗拒去学校，只想陪在患病的兄弟姐妹身边，给予他们支持。"当我妹妹遭受痛苦时，我多么希望自己能时刻陪在她身边，比起去学校，我更愿意在医院陪伴她。可是我又不得不去上课。"

此外，由于频繁往返医院，部分兄弟姐妹的社交活动减少了，与朋友的互动也大幅下降，有些孩子甚至因为自家兄弟姐妹身体状况不佳而不愿与其他朋友玩耍，久而久之，他们发现自己难以重新融入以前的朋友圈。

孩子们看到父母在压力之下变得异常敏感、易受伤、易发脾气，不再像以往那样有耐心，这让他们感到困惑和无助。特别是看到患癌的兄弟姐妹，他们的身体发生了明显变化，如头发脱落、体重急剧下降，身上挂着各种医疗仪器，还要忍受病痛和疲乏的折磨，这些情景都让其他孩子感到害怕、无助、伤心和震惊，不知道该如何面对。

患病的孩子在行为上也会发生很大的变化，可能变得比平时更易激动、情绪化、消极，并且会有各种意想不到的需求。有的孩子能理解这些变化背后的原因："他现在总有很多要求，而且很难满足。比如半夜一点钟突然要喝饮料或者别的东西。虽然我们感到困惑，但我们也知道，这都是因为他正在接受治疗，身体感到极度不适。所以他才会变得这样。"但也有些孩子无法理解为什么患病的兄弟姐妹会变得如此不同。

纪录片《形影不离》中有一个故事，讲述的正是当弟弟被诊断出患有癌症时，17 岁的斯维亚遭受父母忽视的同时感受着"失去"的滋味。正如纪录片中孩子说的："我们一直处于阴影中，因为有人需要更多帮助。"《姐姐的守护者》这部电影，讲述了一对父母为了让罹患白血病的女儿凯特活下去，通过基因技术"制造"了与凯特基因完美配型的小女儿安娜，安娜从小就感到自己是姐姐的"药罐子"，只要凯特需要，无论是脐带血还是白细胞、造血干细胞，安娜都得源源不断地提供给凯特。安娜感到非常不公。

家庭中有人患上癌症之后，家庭成员需要努力兼顾各种各样的家庭责任，比如上班、接送孩子上学、照顾其他孩子，还要频繁地往返医院，这让他们感到筋疲力尽。一位患癌儿童的母亲就感慨万分地说："每当我在医院陪孩子的时候，我看着生病的孩子心疼，同时又想起另一个孩子在电话那头哭着找妈妈，我无法把自己分成两半，两个孩子都需要我，这种平衡真的很难把握。"

家庭中有人患癌，正常的家庭生活节奏也被打乱，特别是在治疗阶段，原本愉快的家庭聚会、外出旅行等活动都不得不停止，家庭氛围和生活内容发生了翻天覆地的变化，好像整个世界都跟以前不一样了。特别是在逢年过节的时候，原本计划好的家庭出游被迫取消，家人不得不在节日里和其他人分开，或是留在家里，甚至要在医院度过，这样的变化无疑给家人带来深深的沮丧和无奈。

积极启示与影响

或许很难相信，但家人患上癌症的现实确实可能在某种程度上促使家庭成员发生积极的变化，比如更加关注健康的生活习惯、更加珍视家庭亲情，以及更加注重个人内心的成长。在照顾病患的过程中，照料者也会从这份责任中获得一定的满足和回报。

当被诊断出癌症，患者自身的生活方式往往会发生显著改变。例如，一项针对 657 位癌症患者及其亲友的研究发现，约有 31.3% 的患者增加了运动量，50% 的患者选择了戒烟，59%—72% 的患者改善了饮食习惯。另一项对 7 903 位癌症幸存者健康行为的研究显示，幸存者平均在 15 个健康行为上发生了 4 项变化，其中最普遍的 3 项积极变化是定期体检、服用维生素和营养品、食用更健康的食物，超过 40% 的幸存者报告了这些行为的转变。

同时，家人和朋友在得知癌症风险增加后，也会自发地采取更健康的生活方式，比如增加锻炼、注意防晒等。在对癌症患者家属进行的问卷调查和深度访谈中，研究人员发现，家属在健康饮食和每天坚持半小时运动的意图、预期益处以及信心方面得分较高。家属认为，家庭成员患病使自己提高了对健康风险的认识，促使他们考虑接受癌症筛查检测。

应对癌症的过程中，家庭成员之间的亲密关系和联结感也明显增强。得知诊断结果之初，家人会迅速凝聚在一起，变得更加团结。这种紧密的家庭氛围有助于家庭成员更好地应对困难，互相袒露情感。同时，这也让大家更加珍视彼此间的关系，感受到家庭带来的更多幸福感和满足感，压力也随之减轻。比如，有患癌儿童的父母表示，他们与孩子的关系因此变得更加亲密，夫妻之间相互扶持，婚姻关系因此变得更为坚固，彼此间更加尊重对方。还有人因此变得更能理解他人的感受，领悟到"人人都需要关爱"，更加关心每个人的未来，认识到为家庭作长远规划的重要性。

面对癌症，家庭成员也学会了接受和适应无法改变的事实，"这件事情教会了我去接受无法改变的事情""我学会了从容面对生活的起伏""让我变得更加包容和接纳"。而作为照料者，他们也从中找到了成就感和满足感，感受到被需要和陪伴的价值，确认了自己的存在意义。

支持的力量

近年来，癌症患者与家人的互动一直是人们关注的重点。这个过程涵盖许多环节，从确诊癌症那一刻起，到商议治疗计划、探讨预后、长期护理，再到面对心理压力等一系列问题。许多家庭都在摸索如何有效沟通，共同面对诸如怎样谈论病情、如何将诊断结果告诉患者、如何和患者一起商量治疗途径、如何抚慰患者的情绪痛苦等挑战。其中，沟通的对象各异，可能是夫妻间的对话，也可能是父母与子女的交谈。

学界普遍认为，相较于传统的只关注患者本身的护理模式，以家庭为核心、让所有家庭成员共同参与的协作式照护方式更为恰当和有益。在实施家庭中心护理时，家庭内部的交流互动机制显得尤为重要，必须细致考量。

对大多数癌症患者来说，家人的存在就是最坚实的后盾。家人伴随患者走过从诊断、治疗到预后的每一步，担当多种角色。他们可能会代表患者与医护人员沟通交流，陪同看病，上网查询相关资料，向医生朋友和亲戚询问建议，激励患者保持健康的生活方式等。

患者深深感受到，家人的陪伴与支持是他们战胜病魔的重要动力。许多患者坦言，没有家人的鼓励和支持，他们很可能无法坚持下去。就如同患者分享的："若没有家人的关爱，我恐怕无法挺过来。他们让我相信生活仍有希望，使我鼓起勇气，尽量不让丈夫和孩子为我担心。"

"都说患难见真情，面对疾病的压力，我的丈夫始终陪伴在我身边，容忍、关爱并深爱着我。"

"我的丈夫和家人始终站在我这边，若是没有他们的支持，我可能会垮掉。听说有些病友在患癌后遭到伴侣的抛弃，我的丈夫却始终坚守，无论何时何地，他都在我身边。当我因为化疗剪去头发时，他也剃光了头发，与我共同面对这一切。妈妈、弟弟和丈夫都陪在我身边，他们对我的无私关爱和支持，正是我能保持良好状态的重要原因。他们从不让我独自面对困难。"

当然，也有部分癌症患者并未得到足够的家庭支持，这让他们感到无比伤感、孤独和无助。有人谈道："我感觉不到家人对我的支持，我还有一个小孩需要照顾，丈夫工作压力又大，他们常常忘记我是个病人，很少关心我，这让我十分难过。虽然表面上我可以装作没事，但内心深处，'癌症'这个词依然压得我喘不过气。在最伤心的时候，我会忍不住落泪。"

家人的支持体现在三个方面：情感支持、实际支持和信息支持。

情感支持是家人给予患者温暖、安慰、鼓舞，传递乐观、积极、坚强、信任、健康、坚定、不屈不挠等正能量。实际支持则是具体的帮助，比如照顾患者的生活起居、提供经济支持、料理家务等。信息支持是指家人主动搜集资料、多方求证，帮助患者更好地理解癌症的各种症状及治疗选择。家人对疾病的认知和信念，也会影响患者对疾病和治疗的态度。很多时候，由于患者身体状况限制，家人还需要代替患者作出医疗决策。

情感支持和实际支持往往相互交融，难以分割。例如，家人在帮助患者处理日常琐事，如饮食、清洁、照顾孩子等时，既体现了切实的行动支持，又传递出深切的关爱与鼓励。正如患者分享的经历："在我患病的这段时间里，我能深深地感受到他的爱。他从不抱怨，默默地承担起所有的事情，照顾我、替我做事，洗衣、做饭、照顾孩子，还不停地给我鼓励。他甚至帮助我清洁身体。他的付出太多了，几乎做了他能做的所有事情，即便有时候我不希望他那么辛苦。"

"我的妻子始终是我的精神支柱，她像一位坚定的护士，始终守在我的身边。我们敞开心扉讨论所有事情，同时，她还在日常生活中细心照料我。她坚信我能战胜疾病，我也对此深信不疑。"

有研究者深入考察了癌症患者和家人之间的对话内容，发现了一些与家庭支持紧密关联的主题，主要包括：家人间的情感联结、共享的美好回忆、对未来的共同展望以及携手解决问题的行为。

在关系质量方面，有的患者和家人提到，在获知癌症诊断情况之后，他们感到彼此口头表达情感的次数更多了。谈话的语气更为温和，言语之间也会表达更多关心和爱意。如："癌症让我们之间的关系变得更为紧密，让我们认识到有多爱彼此。"

也有人会进行下行比较，意识到关系中的积极方面，比如："我在医院里看到很多家人，他们之间的关系很差。我就会回家告诉我的家人，我们拥有彼此、互相支持是多么幸运。"

有患者和家人会谈到重建彼此的联结、深化彼此的情感。"我们一起回首往事，发现原来有那么多心里话都没有好好说过。于是我们决定，无论今后遇到什么困难和挫折，都不会选择闷在心里或是对对方不理不睬，我们要一起面对，一起解决，因为明天的事情谁也无法预料，所以我们更要珍惜今天的每一刻。"

有患者和家人会谈论过去的回忆，关注关系中积极的方面。比如："我们会聊起曾经一起度过的欢乐时光，分享许多趣事。在压力袭来的时候，回忆游览过的风景和经历过的故事，有助于我们更加看重生活中的阳光面。当她能够将注意力放到癌症以外的事情上，比如美好的回忆，她似乎能更平静地面对一切。"

也有人会谈论关系中的成就以及与他人的联结，比如："我们拥有三个出色的女儿，她们都在用自己的方式给予我们支持，我们也会谈及可爱的外孙子和外孙女，每当提及这些，我们都感到满满的骄傲和安心。"

对未来的计划也是一个重要议题，比如临终事项、经济安排、娱乐计划。谈论未来可能发生的事情，可以处理对未来的恐惧和担忧。有患者提到："我们必须勇敢面对可能到来的一切，她跟我倾诉她的恐惧与期待。"谈论未来计划做的事情、娱乐安排等，可以让患者和家人都从疾病中暂时抽离，让彼此感到有些希望。"我们会一起聊聊将来想做的各种事情。仅仅是计划一下这些平常的事情，就能帮我们暂时放下癌症带来的压力，共同享受片刻的宁静。"

同时，协调家庭角色，或者协商如何合理分工、应对疾病、照顾家庭，也是主题之一。有患者提到："自从我生病，我们就讨论他（指家人）应该如何更好地打理家里的事务。他需要在工作和家庭之间作出平衡，尽可能多地抽出时间来陪伴和照顾我。"

打破沟通壁垒

癌症患者很容易在社交上感觉受到限制。社交限制指社交互动中的不愉快体验，它被定义为"客观的社会情境或者个体对这些情境的理解，让个体不能表达或者调整表达他们对压力和相关创伤的想法、情感或担忧"。

社交限制通常发生在三种不同的情境中：

第一种是社交环境中缺乏社会支持，患者感到没有支持性他人，没有亲戚、朋友能帮助自己。

第二种有社会支持，但是支持性他人有不支持的反应，如批评、退缩、回避、冲突。比如，癌症患者会感到其他人在和自己谈论癌症相关的事情时不舒服甚至回避谈论，无法开放地谈论自己的患癌经历。

第三种是有社会支持且支持性他人也尝试关心、安慰患者，但是患者本人会对他人的支持作出错误解读，主动给社交设置限制，主动选择不与他人沟通。

社会支持和社交限制在现实中可能交织出现。例如，当家人、朋友或同事试图给患者提供心理支持时，不经意间也可能导致患者感到社交限制。比如，在面对癌症复发的可能时，旁人常常会安慰说"别担心，你会没事的"。虽然本意是给予情感支持，但可能在无形中抑制了癌症患者表达自己对复发的恐惧，同时也让他们困惑如何恰当地面对癌症复发的担忧。

当患者感受到社交互动有所限制时，就如同身处孤岛，内心深处觉得自己难以被他人真正理解和接纳，仿佛成了某种意义上的"特别存在"，这样的感觉极易催生深深的孤独和疏离之感，进一步加重原有的抑郁情绪。社交限制会让癌症患者在与他人讨论病情时感到拘谨，不愿轻易表露自己内心对疾病的想法和感受。尽管避开这些话题和情绪短期内可能帮助他们舒缓痛苦，但实际上妨碍了他们深入理解和处理自身面临的癌症挑战，久而久之，反而增加了心理负担。长远来看，这种回避机制不仅不能解决患者的情绪困扰，反而会使负面情绪持续积累，正面情绪相对减弱。

与此同时，社交限制还可能导致患者频繁陷入与癌症相关的闯入性思维侵扰中，比如反复回想起初次得知诊断结果的那一刻，或者手术室内接受放疗的情景，这些记忆片段会唤醒患者的恐惧、忧虑等强烈负面情绪，从而影响他们在社会心理层面成功适应和应对疾病的过程。

有研究人员关注癌症患者所感受到的不同类型的社交限制，并揭示了家人可能采用的三种主要形式的社交限制——否认、冲突与回避。

其一，否认表现为不承认患病的事实，或者弱化疾病的严重程度。比如有患者说："我觉得家里人比我还要紧张不安，似乎他们还没准备好去直面和接受这个现实。有时候，家里人的态度会有转变，这些体现在日常生活的小事上，会动不动就发脾气。"

　　家人的否认态度无形中给患者增添了不小的情感负担。有患者坦言："我丈夫总是坚持说我肯定会康复，但当我一次次告诉他'不，我不可能完全恢复'时，他似乎还是不能或不愿意理解。这种不被理解的感觉让我十分沮丧，也带来很大的心理压力，感觉自己不得不强颜欢笑，努力表现出比实际状态更好的样子，而这真的非常艰难。"

　　此外，由于家人的否认，患者还体会到深深的孤独与心理煎熬："我能感觉到他的否认也许是为了让自己好受些，但这对我而言是一种痛苦。好像我必须独自承受这一切。"当家人无法正视疾病真相时，他们也就难以共情患者的苦楚，更无法和患者共同面对挑战。"他曾对我说，刚开始的时候，他并不清楚我究竟经历了怎样的痛苦，因为他那时选择了逃避，选择了自我封闭，没有采取任何行动。直到后来，他才认识到自己最初没能陪伴我一同走过那段艰辛的时光，对此深感懊悔。"

　　患者和家人可以通过真诚的交流，一起面对和接纳患病的事实。就像一位患者的心路历程："我渐渐明白生命的可贵，不应该把有限的时间耗费在无关紧要的事情上，我们应该以真心和诚实来对待彼此。当我感到痛苦时，我会坦诚地告诉他我的感受，而不是假装一切都很好，那样只会让他误以为病情并不严重。他也需要和我一样，勇敢地去面对这个问题。"

　　其二，冲突来自多个方面。在面对较大压力时，患者和家人可能会更容易烦躁，进而引发冲突；当患者生活习惯不太健康时，家人也会为此感到担忧，从而产生摩擦。举例来说，对于一位患有肺癌的吸烟者，家人在得知诊断结果后，可能会责备患者过去的行为；如果患者在确诊后仍未戒烟，家人就可能因此与患者发生争执。

经济难题也是引发冲突的一大因素。"我们面临着不小的经济压力，这让他时常情绪低落，所以我在日常言行上必须格外留意。现在的他不如以前那样有耐心，也没有那么自信了。"

家人有时难以完全体会患者生理上的痛苦。例如，家人在患者化疗后，可能会用心准备丰盛的饭菜，希望患者能多吃一点，但患者往往食欲不振，这让家人感到困惑和沮丧。同样，家人可能无法充分理解患者的情绪困扰，他们可能会责怪患者过于消极，认为那是态度问题。"看到他萎靡不振的样子，我真的很生气，我希望他能振作起来，勇敢对抗病魔。""有时候，他似乎只想静静地看电视或休息，而我期望他能合理安排时间，做一些有意义的事。我会责备他，催促他起身，一起参与更有价值的活动。"

其三，回避表现为家人避免谈论疾病。家人不愿提及病情进展、对死亡的恐惧以及身后事宜等敏感话题，夫妻间甚至可能避免讨论彼此的情感及生理需求。在很多家庭中，这种逃避是一种常见现象，它阻碍了患者与家人间的真诚交流。研究者和实践工作者观察到，患者与家人的沟通过程中存在多种屏障，比如：

- 患者想交谈，家人不想交谈；
- 患者不想交谈，家人想交谈；
- 患者想交谈，但觉得自己不应该谈；
- 家人不知道怎样鼓励患者开始交谈；
- 患者不想说话，但急需交谈；
- 家人不确定怎样做最好，担心交谈让情况变得更糟糕。

所有这些沟通障碍都有可能导致双方下意识地选择回避。

回避可以直观表现出来，如有人说："这个话题我们避而不谈，从不正视。"回避也可以较为隐晦，例如，当家人关心患者并询问其状况时，患者可能会回答："我还好，感觉没那么糟。"或者他们会淡化自身的症状，像是："这只是老毛病，就是个小感冒。"通过这样的方式，患者无意间降低与家人分享自身身体和心理感受的意愿，减少了交流的机会。有时，他们会借助幽默或转移话题的方式来减轻围绕癌症的沉重气氛，家人同样会如此，常常用"没事的，你会恢复的"这类话语来安慰对方。

患者有时迫切需要向家人袒露自己对癌症的真实感受，却发现家人并不愿意深究，这种情况难免让患者感到失望。有些讨论对患者很有帮助，家人却比较回避。比如，一位患癌的妻子这样描述对丈夫回避谈论的失望："我们从来不讨论疾病的预后，如果我们能够一起讨论，会很有帮助。"回避会使患者感到孤独，感到只有自己一个人在面对疾病，心身痛苦加重。

通过与癌症患者及其家人进行深入访谈，研究者了解到面对疾病时的回避行为主要体现为：出于对心理痛苦的规避，大家都希望能减轻彼此因谈论疾病带来的心理压力；出于保护对方的意愿，不愿让挚爱之人承受过多的心理负担；秉持积极思维的原则，相信保持乐观心态有助于抵抗疾病。

癌症带来的心理痛苦深深地影响着患者和家人，让他们因为恐惧和忧虑而选择不轻易谈论与疾病相关的内容。提及癌症，就像揭开一道尚未愈合的伤口。有人表示，谈起癌症，会触动内心深处的哀愁，让他们泪流满面；有人感到自己因疾病变得与众不同，担心遭受别人的歧视；也有人因自己长期吸烟而自责，或是为了避免别人的怜悯与轻视而选择沉默。在他们看来，避开癌症的话题就如同筑起一道防护墙，以抵御汹涌而来的痛苦。在日常生活中，他们尽量避免去想、去谈关于癌症的一切。有人直言，每一次涉及癌症的话题都会让他们恐慌和不安，只有选择忽视和缄口不提，才能稍稍安宁。

当患者或家庭成员陷入抑郁情绪时，沟通变得愈加艰难，他们觉得，倾诉自己的情感无助于解决问题，别人也无法真正帮到他们。一位深受抑郁困扰的患者曾这样描述自己的孤独和苦涩："当我心情极度低落时，我会独自坐着，默默流泪，甚至有过放弃生命的念头。那种悲伤和痛苦实在令人难以承受，仿佛这一切都是命运的捉弄。为何偏偏选中了我？"

照料抑郁的癌症患者的家人同样承受着巨大的心理压力。他们分享，当患者每日沉浸在痛苦思绪中，不断提及去世后对家人的思念、无法见证子孙成长的遗憾等沉重话题时，他们的内心也饱受煎熬。有一位家人这样描述："日复一日，每次和她交谈，她总是哭着说起，如果她走了，会有多么想念孙子和孙女，再也看不到他们长大成人，结婚生子。这样的对话持续了一整年，实在是太沉痛了。因此，我不敢轻易触及这些话题，不敢和她深入交谈。"

在患者与家人之间，有一种出于关爱而产生的默契，那就是避免触及可能带来伤害的话题或行为。家人担心自己的言语会加重患者的痛苦，所以在尝试吐露内心关于癌症的感受时，一旦察觉到患者脸上的担忧或恐惧，就会选择退缩。有家人这样说："我知道谈论癌症对她来说就像撕开未愈的伤口，所以我不愿意说出任何可能勾起她痛苦回忆的话。"对家人来说，首要任务就是确保患者生活舒适、情感得到关照，他们深知提及癌症相关的事情可能会增加患者的焦虑或抑郁情绪，他们力求在生活中为患者带来快乐，而非压力或痛苦。因此，家人会格外留意自己的言辞，甚至隐藏起自己的真实情感，只为守护患者免受心理痛苦。

积极心态也可能导致对某些问题的回避。癌症患者倡导的积极思维包含乐观向上、对生活充满信心、怀抱希望、珍惜当下、勇敢面对死亡等多个层面，消极思维则表现为悲观消极、自我怜悯、畏惧死亡、对未来充满忧虑等。许多人在患病后认为，积极心态能够赋予他们战胜疾病的力量，甚至有利于疾病的康复；而消极心态可能削弱免疫系统，不利于病情的好转。很多人坚信，过分表露悲伤、恐惧等负面情绪会削弱患者战胜癌症的信心和决心，同时，讨论癌症问题不一定会找到答案，反而可能加重无望和无助感。

然而，要知道，几乎所有癌症患者都会有正常的、自然而然的负面情绪，例如对癌症复发的恐惧、对治疗效果的担忧、对死亡的惧怕等。如果过分强调积极思维，压制负面想法和感受，患者可能会觉得自己不被理解，得不到支持，也丧失表达害怕、绝望、无助、悲伤、担忧等情绪的空间。在提倡积极思维的同时，我们要关注并接纳自然产生的消极思维，尝试去面对和讨论。当负面情绪有了释放的渠道，患者反而能更积极地思考和面对问题。

在家庭内部，沟通的坦诚程度往往与讨论话题的难度密切相关。有些患者在经历治疗带来的副作用时，内心纠结：他们担心如实说出不适会令医生更改或停止治疗，认为这些不适是通往康复之路不可避免的代价，因此选择默默忍受。但隐瞒副作用或不良反应，可能会耽误医生诊治，甚至导致医生采用不适当的治疗方案，产生严重的后果。例如，一些有吸烟史的肺癌患者可能不愿承认自己仍在吸烟。

探讨治疗方案的选择也是一个颇具挑战的议题，尤其是当患者与家人的观点存在分歧时，为了避免家庭内部的冲突，大家可能会选择绕开这个话题。父母害怕在孩子面前无法控制情绪，因此往往觉得难以和孩子坦诚讨论癌症相关的事情。至于谈论生死，更是成了一个难以启齿的话题。大多数家庭都鲜少触及临终安排，因为担心谈论死亡会加剧患者的恐惧心理，甚至担心加快患者死亡的步伐。家人因为害怕直面患者生命即将结束的残酷现实，往往会反对相关人员与患者讨论临终关怀的问题。这点与家庭中的敏感话题沟通有关，后面将详述。

家庭成员间的坦诚交流对患者身心健康有着深远的影响。研究表明，家庭成员越是敢于公开地讨论和分享，家庭内部的联系就越紧密，整个家庭的适应能力就越强，患者的内心世界也越能得到良好的支撑。换句话说，家庭成员越是敢于面对和沟通，患者的心理状态就越稳定、积极。然而，也有一些研究注意到，在华人文化背景下，含蓄地表达对死亡和痛苦的感受，或许可以在一定程度上缓解焦虑、悲哀和恐惧的情绪。

家庭沟通的程度与癌症患者术后的生活质量息息相关。当家庭成员间交流频繁且真诚时，患者对家庭沟通的满意度更高，临终关怀阶段的适应也会更好。此外，患者自如地表达情绪，还有助于缓解生理上的疼痛。良好的家庭沟通对于提高患者的心理社会适应能力大有裨益，还能激发家庭成员间更多的情感交流。反之，为了保护患者或家庭成员而采取的回避沟通策略，可能导致家庭内部矛盾和冲突的产生。

家庭成员间的沟通是否开诚布公，直接影响每个家庭成员的心理和身体健康。当家人感受到彼此间能无所保留地交流，他们的信心和韧性便会增强，更能长久地给予患者所需的关爱和照顾；反之，倘若沟通不足，家人则更容易产生情绪疲惫和抑郁情绪。在一个善于表达情感的家庭中，家庭成员更倾向于选择健康的生活方式，比如坚持均衡饮食。尤其是在癌症患者生命末期，坦诚、深入的沟通对家庭成员有着多重积极作用：它能让家人有机会回顾和患者相处的时光，郑重地向患者告别，加深对个人信仰的坚守，甚至在某些情况下，帮助家人与患者达成内心的和解。

面对敏感话题

其一，家人被诊断出癌症，是否告知诊断结果，这是很多患者家属面临的艰难选择。

2020 年的电影《别告诉她》讲述了一个温暖又真实的亲情故事，影片中的奶奶被诊断出癌症晚期，但全家为了让她安心，选择隐瞒病情，并借口举办一场婚礼召集家人回国陪伴奶奶度过最后的时光。碧莉作为孙女也回到中国，表面是为了参加婚礼，实则是为了让家人团聚，与奶奶告别。在家人眼中，奶奶是唯一不知自己病情严重性的人，因为她被温柔地告知自己的肿瘤是良性的。

在这样一个普遍对癌症怀有恐惧的时代，许多家庭出于对患者的保护，选择不告诉他们真实的病情，担心得知实情后患者的精神会崩溃，加速病情恶化。然而，科学研究已经证实，告知患者实情，反而可能延长他们的生存期。

一项始于 2002 年，跟踪调查了 3 万例肺癌患者长达 15 年的研究显示，知情的肺癌患者相较于不知情的肺癌患者，生存时间更长。另外，有医生作过调查，74% 的人在亲人患病时会选择隐瞒病情，但如果换成自己生病，85% 的人都希望知道全部信息。事实证明，许多心理素质良好的癌症患者具备较强的抗压能力，能够妥善应对坏消息。如今，随着医学技术的发展，癌症已不再是绝对的绝症，而是一场持久战，唯有勇于面对现实，才能更好地抗击病魔。尤其是对于癌症终末期患者，了解病情可以帮助他们提前作好准备，完成心愿，说出心底的话，避免留下无法弥补的遗憾。

在告知患者病情时，我们可以借鉴"适度告知原则"，也就是在合适的时间，以适当的方式，向患者传递适当的信息。

合适的时间，通常是指治疗开始三四个月后，患者的心理适应期已过，这时可以逐步透露部分病情。

适当的方式，意味着要根据患者的具体情况选择适合的沟通方式。通常不建议直截了当地告知，可以引用正面的成功案例，鼓励患者树立信心，在患者得知病情时激起抗癌的决心。

适当的信息，是指在告知病情时可以根据实际情况有所保留。比如对于癌症晚期、癌细胞已扩散的患者，不一定非要说明癌细胞已扩散。但无论如何，尊重和满足患者的意愿始终是最重要的。

其二，治疗决策的沟通也是议题之一。

尽管专家提倡，癌症的诊断和治疗决策应当由患者本人积极参与，但在实际操作中，大多数重大决定往往是家庭成员代为作出的，特别是在重视集体主义的文化背景下，家人往往更愿意代替患者承担责任。在家庭中，成员们会扮演多种关键角色，有主要照料者、决策主导者、信息传递者、代理决策人、患者医疗知识顾问、情感支持者、易受影响的家庭成员、健康管理专家等。每个角色都在决策过程中发挥着不可替代的作用。比如，家庭成员的意见会直接影响关乎生死的关键抉择，如心脏复苏、治疗中止、止痛药物的使用、是否采用姑息治疗等。

面对各种癌症治疗手段，选择一个疗效显著、副作用小、经济负担较轻的方案，对患者和家人而言无疑是一项艰巨的任务。由于对癌症本质和各类治疗方案的认知有限，他们往往难以抉择。传统疗法如手术、化疗和放疗各有优劣，有时候一旦决策失误，可能会错过最佳治疗时机，甚至危及生命，酿成无法挽回的后果。在治疗过程中，家庭成员承担了大部分决策重任，肩上的压力可想而知。他们需要深入了解与患者病情相关的专业知识，仔细权衡不同治疗方案的优缺点。

在此背景下，以下几点建议或许有所帮助：

- 根据病情和医生建议，选择正确疗法；
- 加强与医护人员的沟通，保证治疗质量；
- 做些功课，提高医患沟通效率；
- 提高患者依从性，争取治疗上不打折扣；
- 做好病历等资料的整理工作，方便转诊和追踪；

- 把钱花在刀刃上，花小钱可避免花大钱；

- 相信科学，远离偏方；

- 关注新药和临床试验，活下去等待机会。

其三，临终前的沟通是有实施困难但又非常重要的议题。

在中国，我们历来有避讳死亡的习俗，往往不愿直接提及与死亡相关的话题，比如老人会用委婉的说法如"走了"来代替死亡。在家庭中，面对癌症患者时，家庭成员也会小心翼翼地避开有关死亡的事项，即使患者明白自己时日无多，内心充满恐惧和担忧，也常常选择不去谈论。家人间的交流很谨慎，有时还会回避。一些研究发现，家人害怕跟患者提及死亡，感觉只要一开口，就好似患者要离开了，担心会刺激患者；患者本人可能心中明了，却不轻易说出口。有学者发现，癌症终末期患者及其家人常常会将死亡和疾病视为禁区，选择避而不谈，形成隐晦和封闭的沟通模式。研究还指出，我国癌症患者的家庭会议更多关注当前的病情通报、治疗方案、症状管理以及情感关怀等，较少触及死亡、生前遗愿和灵性层面的需求等话题。

临终前的沟通其实有助于家人与即将离世的亲人告别，重温过去的温馨与矛盾，实现和解。在这个过程中，家人可能会向亲人表达深深的爱意，例如："你一直以来都默默奉献，辛勤付出，悉心照料我们这个家，你为我们的付出，我们铭记在心，尤其是你对孩子那份无私的爱，我们也都深深感受到，我们同样深深地爱着你。"

家人也可能对患者表现出肯定与赞赏，如："你一直以来都是那么坚忍，那么勇敢无畏，虽然这个过程充满痛苦，但你仍然顽强地挺了过来。"

还有的家人会为患者规划未来，以期给予他们安慰："我们会接妈妈过来，亲自照顾她，让她过得舒服，你就放心吧。"

有些人还会借此机会反思并释怀与亲人之间的不愉快经历，试着与过去和解："此刻，我不能再责怪父母过去对我所做的事了。既然她即将离世，一切都将成为过去。我不能再把自己的问题归咎于父母，应该学会自己承担。"

在进行临终前的沟通时，家人可考虑做好如下几件事：

• 专注聆听，记录患者讲述的人生故事和他们的音容笑貌；
• 协助患者完成未竟的心愿，填补生活中的遗憾；
• 陪伴患者回顾一生，肯定他们曾经取得的成就；
• 妥善安排患者与亲友告别，以及后事的处理。

在家庭互动领域，广泛使用的方式是个体自我报告，或者结合不同家庭成员的自我报告分数获得总的家庭沟通分数。由于不同家庭成员对家庭互动的感知存在差异，因此有研究者会通过计算家庭成员得分的不同，来考察家庭成员观念冲突的影响。我们可以参考这些工具衡量家庭内部的互动情况，作出调整。

《家庭适应性和黏合度评估量表（第四版）》（Family Adaptability and Cohesion Evaluation Scales，FACES IV）。该量表包括8个分量表，每个分量表有7道题目，每个题目采用5点计分，1分表示"一点也不能描述我的家庭"，5分表示"能非常好地描述我的家庭"。该量表有较好的信度和效度，我们可以使用其中的"家庭沟通"分量表来评估癌症患者的家庭沟通情况。分数越高，代表家庭总体沟通情况越好。分量表和每个分量表的示例条目内容见表3-1。

表 3-1 《家庭适应性和黏合度评估量表（第四版）》分量表及示例条目

分量表	示例条目
平衡的黏合度	家庭成员互相支持，共度困难时光
平衡的灵活度	必要的时候，家人能够适应作出改变
不平衡的黏合度——脱离	即使在家里，家庭成员也会避免沟通
不平衡的黏合度——纠缠	我们花太多时间在一起
不平衡的灵活度——僵化	在家里，如果打破规则会有糟糕的结果
不平衡的灵活度——混乱	我的家人很混乱、没有秩序
家庭沟通	我的家人能够询问彼此想要做的事情
家庭满意度	我的家人能够应对压力

《家庭回避沟通癌症量表》(Family Avoidance of Communication About Cancer，FACC) 被用来评估患者感知的家庭回避谈论癌症体验的程度（癌症相关沟通）。该量表包括 5 个条目，每个条目都是 5 点计分（1 分表示"一点也不回避"，5 分表示"非常回避"），分数越低，代表关于癌症的沟通就越好。条目示例："当我想谈论癌症的时候，我的家人会打断我。""在我家里，关于癌症的原则是'不要问，不要讲'。"

也有研究者使用一道题目评估家庭参与健康决策的重要性："以下每个组 / 人作出健康决定的重要性如何？其一，家人（父母，兄弟姐妹，其他亲人）；其二，孩子；其三，伴侣。"采用 5 点计分，分数越高，代表越能够一起作决定。

此外，质性的方法，比如一对一访谈或者焦点小组访谈，也被用来确定人们感知的家庭沟通。有少数研究者使用观察法，试图捕捉家庭内部的沟通内容、非语言沟通和沟通背景。我们也可以考虑使用其他领域常用的非侵入性的方法研究沟通，来捕捉更加客观的沟通过程，比如使用录像的方法研究患者—照料者沟通或者伴侣沟通。

如何有效发挥家庭功能

　　家庭是由每一位成员共同构建而成的，而家庭整体也反过来塑造着每一位成员的人生轨迹。20 世纪 70 年代，"家庭功能"这一概念被明确提出，此后越来越多的研究者开始着眼于整个家庭系统的运行状况，而不局限于单一或几个家庭因素，以深入探究家庭对个体及家庭成员间互动的影响。

　　如今，在家庭功能的研究领域，学者们形成了两大主流理念。一部分研究者倾向于将家庭功能视为家庭的某个特征。例如，比弗斯（Robert Beavers）认为，家庭功能体现在家庭内部的关系结构、反应灵活性、家庭成员交往质量、家庭亲密度和适应性上；奥尔森（David H. Olson）则视家庭功能为家庭体系中家庭成员的情感联结、家庭规则、家庭沟通以及应对外部事件的有效性。这种取向的理论更注重家庭功能所产生的结果，将家庭功能区分为健康的和不健康的若干类型。

　　另一些研究者则侧重于从家庭需要完成的任务角度来界定家庭功能。斯金纳（Harvey Skinner）提出，家庭功能的核心在于为家庭成员提供一个有助于其生理、心理及社交全面发展的适宜环境。这意味着家庭系统需要完成一系列任务，如满足成员的物质需求，适应并推动家庭及其成员的发展，妥善处理家庭突发事件等。这种取向的理论更侧重于过程，认为在实际应用中，将家庭分类并无太大意义，真正影响个体身心健康和情绪问题的，不是家庭结构的特点，而是家庭在执行各种功能时的过程。也就是说，家庭在履行其职能时越顺畅，家庭成员的心理和身体健康状况就越好；反之，若家庭在实现其功能时遇到困扰，家庭成员就可能面临心理问题，家庭本身也更容易陷入危机。

有研究者尝试融合这两种理论，创建了一个新的家庭功能理论框架，它将家庭功能分为柔性指数（soft index）和刚性指数（rigid index）。柔性指数涵盖了情感互动、成员参与度、行为调节、价值观传递以及规则确立；刚性指数则关注问题解决的能力、沟通技巧、角色分配。

有学者在癌症群体中探索了多个方面的家庭功能，包括黏合/情感参与/情感反应、表达/沟通、冲突、适应、家庭支持、家庭角色、问题解决、行为控制等。

黏合，也称情感参与或情感反应，指家庭内部洋溢的情感温度，以及家庭成员之间深厚的情感纽带和相互关怀。

表达/沟通，指家庭成员之间真诚而开放地分享彼此的想法、情感、经历和信息，形成相互理解和共鸣的良性循环。

冲突，指家庭成员能够在何种程度上坦诚地表达愤怒、分歧和争论，实现意见的碰撞与磨合。

适应，形容家庭在面临压力或挑战时的调整和变化能力。僵化的家庭，面对压力不作任何改变；动荡的家庭，虽然能够灵活应对，却时常变动，缺乏一致性。

家庭支持，指家庭成员之间实实在在的帮助、鼓舞和关爱，让大家都能感受到来自家庭的坚实后盾。

家庭角色，指为了家庭的正常运转，每位家庭成员所肩负的不同职责和担当，每个人都需要找准自己的位置，协作完成家庭的各项任务。

问题解决，指家庭作为一个整体，能够有效地化解对家庭稳定构成威胁的问题，以确保家庭的正常运行与和谐发展。

行为控制，指家庭在不同情况下的行为规范与约束机制，以确保家庭内外的秩序和谐。

学者们在研究癌症患者的家庭功能时，将其分为三个类别，分别是功能良好的家庭、功能一般的家庭和功能紊乱的家庭。功能良好的家庭主要有两种模式：高度支持、紧密团结的家庭；能接纳不同意见、懂得用建设性方式解决纷争的家庭。功能紊乱的家庭也有两种：充斥着敌意和矛盾的家庭，家庭成员间关系疏远、交流匮乏；弥漫着愤怒气氛的家庭，虽然冲突程度较低，但凝聚力和表达水平也较低。介于两者之间的便是功能一般的家庭。

吉桑（David W. Kissane）等人进一步调查了癌症患者家庭中不同功能类型的分布情况，结果显示，大约 29% 的家庭属于功能良好的家庭，47% 的家庭属于功能一般的家庭，剩下的 24% 则属于功能紊乱的家庭。另外，舒勒尔（Tammy A. Schuler）等人在美国针对癌症患者家庭的研究中发现，30% 的家庭沟通不足，51% 的家庭参与度较低，还有 19% 的家庭冲突频发。

在日本的一项针对乳腺癌患者及其家庭的研究中，家庭功能又被划分为三大类：一类具有高凝聚力、高表达、低冲突等特征，称为支持型家庭；一类具有低凝聚力、低表达、高冲突等特征，称为冲突型家庭；还有一类家庭凝聚力和表达均较为有限，但冲突较少，称为中间型家庭。

研究表明，家庭功能与癌症患者的心理健康紧密关联。在鼓励开放沟通、坦诚表达情感和高效解决问题的家庭中，癌症患者的抑郁情绪较少；能直接传达信息的家庭，其成员的焦虑水平也更低。进一步研究显示，家庭功能越好，乳腺癌幸存者的生活质量也就越高；家庭成员感受到的家庭功能越强，癌症患者的生活品质也会相应提升。家庭功能还能助力癌症患者采取积极应对策略，如重塑心态来应对疾病。日本一项针对乳腺癌患者及其家人的研究发现，冲突型家庭中患者和家人的抑郁和焦虑程度普遍高于支持型和中间型家庭。

此外，家庭功能与癌症家庭中孩子的心理适应能力也密切相关。家庭功能得到改善时，孩子的心理适应能力也会同步提升。具体来说，感情紧密、沟通流畅、冲突较少、互相支持的家庭，其子女在亲人患癌后的适应能力更强。对于儿童癌症患者的兄弟姐妹，家庭功能中的适应性和凝聚力维度能预测他们未来的情绪状态，如焦虑水平、安全感、情感融入度；其中，适应性维度还会影响他们未来的生活质量、行为问题和孤独感。在父母被诊断出乳腺癌的青少年家庭中，家庭功能越弱，尤其是家庭凝聚力较差时，青少年的内化和外化问题越多。青少年癌症幸存者的研究则表明，家庭功能与创伤后应激障碍具有负相关，即家庭在问题解决、情感反应和情感参与等方面功能较弱的癌症幸存者更可能患有创伤后应激障碍。

同时，也有研究发现患者和家人的情绪状态会反作用于家庭功能。例如，有研究从癌症幸存者和家人双方的角度探讨了家庭功能与抑郁症状之间的关系，发现家庭成员及癌症幸存者的抑郁症状不仅影响他们对家庭凝聚力和灵活性的感知，而且家人出现抑郁症状会影响癌症幸存者对家庭凝聚力的感受，凸显了情绪状态对家庭功能的重大影响。

家庭功能的评估工具比较多，而且更多采用问卷的方法，以下只介绍几个较为常用的工具。

《家庭功能评定量表》(Family Assessment Device)，包括 60 个条目，7 个维度，示例条目见表 3-2。7 个维度分别是问题解决、沟通、角色功能、情感反应、情感参与、行为控制、整体功能。每个条目都是 4 点计分，1 分表示"完全同意"，4 分表示"完全不同意"。该工具信度和效度良好，也被翻译为中文。

表 3-2 《家庭功能评定量表》分量表及示例条目

分量表名称	分量表含义	示例条目
问题解决	家庭功能水平有效维持时，这个家庭解决问题的能力	我的家庭尝试解决一个问题后，我们通常会讨论这个问题是否得到解决
沟通	家庭成员的信息交流，重点在于语言表达的信息内容是否清楚，信息传递是否直接	大家把事情摆在桌面上说，而不是用暗示的方法
角色功能	家庭是否建立了完成一系列家庭功能的行为模式，如提供生活来源、营养和支持，支持个人发展，管理家庭，等等。还包括任务分工是否明确和公平，家庭成员是否认真完成任务	当你让某人做一件事情的时候，他们不会主动去做，你必须监督他们（反向计分）
情感反应	家庭成员对刺激的情感反应的程度	我们相互都不愿流露出自己的感情（反向计分）
情感参与	家庭成员之间对对方的活动和事情关心和重视的程度	只有当某事使我们都感兴趣时，我们才一起参加（反向计分）
行为控制	一个家庭的行为方式	我们不遵从任何规则和标准（反向计分）
整体功能	总体的家庭功能	我们互相信赖

《家庭环境量表》(Family Environment Scale)，包括 90 个"正确 /
错误"的问题，大约需要 30 分钟完成。该量表包括 10 个维度，分别
是黏合、表达、冲突、独立、成就取向、智力文化取向、消遣取向、
道德宗教取向、组织和控制。

《家庭关系指数》(Family Relationship Index)，是《家庭环境量
表》的简版，用于评估家人感知的家庭功能。该量表包括 12 个"是 /
否"的条目，分为黏合度、表达性和冲突解决 3 个分量表，每个分量
表包含 4 个条目。分数越高，家庭功能越好。黏合度分量表会询问家
庭联结的感受，以及期望在家庭上投入的时间；表达性分量表会测量
家庭成员向彼此表达情感的能力；冲突解决分量表会测量家庭解决冲
突的能力。该量表在癌症患者群体中施测时有很好的信度和效度。

《家庭评估量表》(Family Assessment Measure)，包括 7 个基本
维度：任务完成、角色、沟通、情感表达、卷入、行为、价值与规
则。该量表从三个水平测量上述维度：将家庭看作一个系统（55 个
条目，9 个分量表）；伴侣之间的二元互动（42 个条目，7 个分量
表）；家庭中的个体功能（42 个条目，7 个分量表）。每个分量表提供
家庭功能的不同视角。研究者也将该量表改成 42 个条目的简版，每
个水平有 14 个条目。

费瑟姆（Suzanne Feetham）的中文版《家庭功能调查》(Chinese
Version of the Feetham Family Functioning Survey, Chinese FFFS ）也
可以用于评估家庭功能。这个问卷包含了 25 个具体问题和 2 个开放
式问题，分为三个领域：一是考察家庭成员间的关系（如亲子关系、
夫妻关系等）；二是审视家庭与外部社会环境的互动（如家庭成员在
学校、工作场所和其他公共场合的活动）；三是评估家庭与亲属圈、

朋友圈等紧密关系网络的联系和互动。

　　每个家庭功能条目都设有三个回答选项：a）现在的情况如何？b）你觉得应该是怎样的？c）这对你的意义有多大？每个问题采用1至7分的评分标准，1分表示"几乎没有"，7分表示"非常多"。计算时，先得出每个条目的实际得分（a值）与理想得分（b值）之间的差异值，记为d值，d值体现了实际家庭功能与期待的家庭功能之间的差距。总d值为所有25个条目的d值相加，范围是0至150。每个领域的d值平均分，是将该领域内所有条目的d值相加后再除以条目数量。同时，总的c值是将所有25个条目的c值相加，每个领域的c值平均分则是该领域的c值总分除以条目数量。d值反映家庭功能的得分，数值越高，意味着实际与理想的差距越大；而c值则代表了问题的重要性，数值越高，说明问题在受访者心中的分量越重。

　　因此，如果某一条目的d值和c值都很高，就意味着这方面不仅存在较大的实际与理想的差距，而且对受访者极为重要。在这种情况下，临床工作者可以针对性地围绕这个条目与家庭成员展开深入沟通，收集更多信息，然后采取适宜的方法提供干预和帮助。

第四章

站在你身旁：
家人如何成为坚强后盾

1984 年，约翰·S. 罗兰（John S. Rolland）及其团队率先提出家庭系统疾病模型（Family Systems-Illness Model，FSI 模型），这个模型强调了家庭在面对疾病时具有的内在修复力和成长潜能，为理解家庭如何携手对抗癌症提供了一个有力的理论蓝图。这个模型包含三个关键方面：首先，它考虑了不同种类疾病特有的要求，比如癌症的快速进展或缓慢演变的不同发病模式。其次，它剖析了家庭在疾病初期的紧急阶段、慢性阶段以及晚期阶段可能遇到的各种挑战。最后，模型着重探讨了家庭系统内部的一些关键属性，如发展潜力、信念体系、家庭凝聚力、适应性以及沟通方式等。

家庭系统疾病模型提倡全方位关注癌症患者及其家庭的社会心理需求，以及家庭功能健全与否，这对于指导以家庭为中心的护理实践至关重要。比如，通过定期的家庭会议、社会心理评估，实施简明干预或家庭疗法，甚至组织多家庭交流研讨会等方式，我们可以帮助家庭成员更好地协同应对癌症带来的种种困境，从而让家庭在这段特殊的旅程中更加坚强、更有力量。

理解患者内心的需求与期待

有些癌症患者长期与疾病共存，长时间的抗癌经历和治疗过程使他们面临一系列复杂的挑战，涵盖生理、心理、情感及实际生活各方面。不同阶段的癌症患者，其症状和治疗体验各异，特别是晚期癌症患者，他们的感受和早期患者相比有明显区别。这种"持久且充满未知"的状态不仅给患者本人带来巨大考验，同时也给身边的家人带来沉重压力。患者的某些需求如果未能得到满足，可能会进一步加重家人的照护责任。

支持性护理犹如一道温暖的阳光，贯穿癌症患者从疑似诊断、确诊、治疗、疾病维持到生命终结的全过程，帮助患者及其家人更好地应对癌症带来的冲击，力求使患者在面对疾病的同时，尽可能享受高质量的生活。支持性护理涵盖广泛，包括但不限于生理需求、情感支持、心灵寄托、生活环境改善、社交互动、性健康维护、经济援助，以及文化尊重等。对患者来说，优质的支持性护理就是他们的需求能够被及时关注、妥善解决，从而在病痛中寻得心灵的慰藉和生活的力量。

大量文献总结指出，癌症患者的需求覆盖了 12 个主要方面，包括生理健康、日常生活能力、心理健康、医疗系统信息获取、患者照护与支持、社交互动、沟通交流、经济援助、精神慰藉、自主权利、性健康和营养供给等。

第一，在众多需求中，生理需求是最常被关注和研究的。生理方面最为突出且往往未能得到有效解决的问题是患者经历的极度疲劳。除此之外，还包括疼痛、睡眠障碍、呼吸困难、食欲减退、消化系统不适以及其他身体不适的症状。

有患者报告称疲倦让他们很痛苦："每当提到疲劳，似乎没人能给我切实可行的建议，教我如何去应对。化疗结束后四五天，我几乎无力动弹，那种痛苦真的难以言喻，真希望能有人告诉我该如何应对。"

化疗的副作用也让患者很痛苦。有人说："最大的问题是一开始化疗后的反应。我几乎哪里都不能去。我的身体逐渐变得虚弱，是化疗的作用还是疾病恶化的结果，我不确定。"

疼痛也是癌症患者经常报告的身体反应，他们可能会感到骨痛、胸痛、背痛等。"疼痛从一月就开始了，起初在背部，后来蔓延到臀部。所以我不得不服用止痛药，即便如此，我还是努力坚持打高尔夫球、修剪草坪，只是相比之前，做这些事情时的舒适度大大降低，尤其是在挥杆时，疼痛感十分明显。"

前列腺癌患者则会面临泌尿功能和性功能障碍，不得不依赖他人完成原本自己能做的事情："以前我能轻松完成的事情，现在却不得不请人帮忙，这让我感到非常沮丧。我真的很想自己去做，可身体不允许。"这样的转变让他们备感无奈和失落。

第二，我们要关注癌症患者的心理需求。其中，最普遍的是寻求情感支持，其他心理需求还包括对未来的迷茫、对治疗结果的无把握、对死亡的恐惧、对癌症可能扩散的忧虑、对亲人的牵挂、对现状失去掌控感以及对身体受苦的害怕。

患者接受诊断和选择治疗方案时，会伴随着各种复杂的情绪波动。这些情绪如果没有得到妥善处理，可能会成为他们心头久久不能释怀的痛点。即便抗癌多年，仍有可能在回溯当初的诊断和抉择时，流露出未曾排解的情绪，如愤怒、失落、懊悔。他们常常对在疾病不同阶段获得的信息感到不满，认为如果当初医生能提供更多资讯，也许结果会大不相同。例如，有患者因术前缺乏充分的信息而感到愤慨："要是早知道会出现这些问题，我一定不会同意手术。以前我是那么坚强，但现在，我真的已经被掏空了，他们似乎拿走了我所有的力气，甚至是肌肉。"

不确定感的表达也比较多。正如一位患肺癌的女性所说的："最大的困扰就是不知道自己还有多少日子，但我不会把这些说出来，只会自己默默承受。"

也有患者会表达自己没用，需要依靠别人，也感到被家人排斥。"这种感觉真的很难描述清楚，我就是觉得很消沉，像一个局外人，感觉自己毫无用处。尽管家人想尽办法帮助我，但我不愿接受，因为我希望自己能独立面对这一切。"

第三，信息需求同样是癌症患者常常提及的关键需求之一。他们渴望获取关于治疗方案、药物疗效及可能产生的副作用、其他可供选择的治疗路径以及疾病未来发展趋势等具体内容。

当他们无法获得相关信息时，会感到迷茫。"我并没有弄明白这些事情。我很想知道有没有其他办法可以帮助我，不同方案的优点和缺点，但是我没有问，也没有人告诉我这些问题。""这是我的错误，我没有问很多问题，后来我发现不了解信息影响太大了。"

有的患者不知道他们可以获得什么样的服务，不确定医院能够提供怎样的服务。"在这里待了这么久，我对医院到底能提供哪些服务依旧感到模糊不清。"

患者也会感到无法获得疾病预后的信息，以及不知道未来会发生什么，比如他们想知道未来要制定什么样的具体计划来做好自我照料，当情况变糟糕时自己可以做些什么。

患者会从各个方面去了解信息，比如医生、护士、朋友、家人、熟人、网络平台、书籍、病友群等。并且，他们更想去了解跟自己的疾病有关的具体信息，而不是宽泛的、所有癌症共有的信息。

第四，护理服务的需求，主要是指患者对医护人员专业服务的期待，其中最常见的需求是希望医护人员能详细讲解治疗方案的益处和可能出现的副作用。此外，还包括渴望与医务人员有深度交流的机会，希望尽快得知检测结果，得到医护人员关于如何改善自身状况的建议，收到一份清晰的、关于治疗中重要信息的书面材料，以及期望被当作一个有情感、有尊严的人来对待，而非仅仅被看作是一个病例。患者也希望医护人员能够传达癌症可以得到有效控制的信息。

有些患者会感到医生不太愿意与自己深入交谈，像是被忽视了，缺少归属感。他们在住院期间与医生接触的机会并不多，且往往不是规律性的沟通。不稳定的治疗过程也让患者感到自己被遗忘，甚至误以为病情极其严重、接近死亡，或者怀疑医生对自己的疾病不够重视。当医生忽略患者的生理反应和心理忧虑时，患者会觉得自己被冷漠对待。患者普遍认为，能够固定由同一位熟悉自己病情的医生诊治会让自己感到安心，但实际上，他们会遇见不同的医生，这给他们带来不安和心理压力。能经常与同一位医生打交道的患者会觉得自己的存在被认可、被看见，认为这是强有力的情感支持。

患者常常表达出想主动解决问题，想做一些有益于自身康复的事情，但又不清楚自己究竟需要什么，怎样寻求帮助，找谁求助，而医生也较少提供具体的指导。当患者出院回家时，医生会给出用药指导，并提醒患者如有需要可以随时电话咨询，这让患者有一定的安全感。然而，出院后，患者往往犹豫是否应该联系医生，不清楚自己的问题是否严重到需要打扰医生，也不确定医生是否愿意伸出援手。

第五，经济支持的需求是指患者感到癌症对经济的影响、经济上的不确定性，因此想要在经济上感到安全。正如有人所表达的："我的父亲是一位农民，他不能承担我治疗的所有费用。我有三个姐姐，两个哥哥，一个弟弟。我以前可以挣很多钱，也会补贴家里……但是现在，如果以后我死了，我的父母会怎么样？""我们仍然在还贷款……不只是经济上，我们失去了很多，社会地位、人格尊严、生活质量等。以前我有两辆车，自从她开始化疗，就都卖了。"

即使对社会经济地位相对较高的人来说，他们同样面临经济上的不确定性。他们不清楚治疗癌症将会花费多少，也无法预见未来的生活将会如何艰难。

第六，在抗癌的过程中，患者常常提及灵性需求，这是他们在寻找生命终结的意义，会涉及宗教信仰的寻求，以及对临终场所的选择。有的人在患病后仿佛变成宿命论者，他们淡然面对命运的转折。"我不怨恨，也不生气，也没有其他情绪。我觉得，就像这件事可能发生在他人的身上一样，它也自然而然地降临到我身上。"

也有人会回首自己的人生历程，试图找出患病的原因，内心充满愧疚、自责和懊悔。有的信教人士可能会这样说："也许是因为'上帝'对我失望了，他转身对我说，'这是你自己种下的果'，……因为我不是一个始终虔诚的人。"

还有一些人会回顾自己曾取得的成就，思考在生命的最后阶段，还有什么愿望未了，有什么事情还想去做，以期在有限的时间里完成未竟的心愿。

第七，社会需求。患者渴望得到来自家人、朋友乃至志愿者的关爱和支持。疾病的发生会让患者在不知不觉中与亲朋好友的交往逐渐减少，甚至慢慢疏远。但这并不是说他们不需要别人的关怀和帮助，恰恰相反，他们内心处于一种纠结状态，既渴望与他人保持亲密，又担心被他人排斥，既期待得到关爱，又害怕受到伤害。有的患者觉得难以在家人和朋友面前袒露自己的心情，既要应对他们对自己病情的反应，又要维系与家人的关系，真心希望自己的感受能得到理解和接纳，得到真正的支持。此外，患者还需要亲人和朋友的照料，特别是年轻患者，若没有兄弟姐妹或处于单身状态，只能依赖年迈的父母，家庭的照顾能力和支撑力会显得格外薄弱。

第八，自主和尊重需求同样重要，患者希望能自己完成一些事情，找回更多的自我掌控感。有的患者发现自己在生活中的独立性降低了，做事情的能力不如从前，感觉生活正在失去控制，想要主动解决问题却又无从下手。尤其是当他们丧失自理能力，如不能自行控制大小便、不能自己清洁时，这种挫败感、沮丧和悲伤会更加深重。疾病迫使患者面对身体结构和功能的变化，比如需借助鼻饲管进食、安装导尿管等，这让他们的生活发生了翻天覆地的变化，不得不接受他人照顾，对许多人来说，这在身心层面都是巨大的打击，因为他们觉得自己丧失了尊严，角色也发生了转变。

第九，管理日常活动的需求，患者表示："做不了以前能做的事。""在家工作也变得困难。"在料理家务、做饭等方面需要他人的协助。例如，患者若出现大小便失禁，就必须进行清洁护理，如有人说道："我们得做大量的清洁工作，要定时为患者翻身。"

第十，护理和支持需求，患者期望医务工作者能确认他们的感受是正常的，同时也希望医生能够敏锐地感知并关注他们的感受和情绪。

最后，性需求和营养需求也是患者常常提及的关注点。

心理社会需求的评估

在评估癌症患者的心理社会需求时，最常使用的多维度工具有《支持性照料需求调研》（Supportive Care Needs Survey）、《姑息治疗中的问题和需求问卷》（Problems and Needs in Palliative Care Questionnaire）、《晚期癌症患者的需求评估》（Needs Assessment for Advanced Cancer Patients）。

《支持性照料需求调研》是晚期癌症患者使用最多的需求评估工具。这个量表最初在20世纪90年代开发，包括几个不同版本，有59个条目的长版、31个条目的简版和34个条目的简版。目前使用较多的34个条目的简版细致划分了五大关怀需求领域：心理需求、医疗保健系统需求、生理和日常生活需求、患者照护与支持需求、性需求。参与者需要根据自己过去一个月的感受，在每个问题下从1到5打分，1表示"不适用"，2表示"需求得到满足无须关注"，3表示"低需求"，4表示"中等需求"，5表示"高需求"。其中，1—2意味着没有相应需求，3—5意味着有相应需求。值得注意的是，该量表现已被翻译成中文并完成信度和效度测试。中文版量表包含33个条目，5个维度，分别为心理需求、健康系统需求、生理和日常活动需求、患者护理和支持需求、性需求。分量表和示例条目见表4-1。

表 4-1 《支持性照料需求调研》分量表及示例条目

分量表名称	示例条目
心理需求	感到心情低落或抑郁
健康系统需求	以可行的方式被告知检测结果
生理和日常活动需求	没力气，疲倦
患者护理和支持需求	对死亡的感受
性需求	性关系有改变

　　《姑息治疗中的问题和需求问卷》，是一种专门为姑息关怀阶段的患者及其家人设计的问题与需求清单。这份问卷经过与患者和家人深入访谈而精心编制，包含 140 个具体问题，可以全面系统地探寻患者在生活质量和护理服务上可能遭遇的难题和未被满足的需求。该问卷涵盖了 13 个关键领域（分量表及示例条目见表 4-2），包括日常生活自理、身体症状、角色功能、经济压力、人际关系、心理困扰、灵性需求、自主意识困扰、咨询服务需求、护理服务质量、与医生的沟通需求、信息获取需求、对护理专业人员的要求等。

　　在填写问卷时，受访者需对每一个条目作出两次回答：首先是"这个问题是否困扰您？"（是 / 有些困扰 / 否）；接着是"对此问题您是否需要得到更多的关注或帮助？"（是 / 保持现状 / 否）。研究人员随后将该问卷简化为包含 33 个问题的版本，内容集中于八大核心模块：日常生活活动、身体不适、自主意识、社会交往、心理压力、精神层面、经济问题、信息需求。目前，这个简版问卷已经成功翻译为中文，并完成了信度和效度的验证。

表 4-2　《姑息治疗中的问题和需求问卷》分量表及示例条目

分量表名称	示例条目
日常生活自理	身体护理，洗澡，穿衣，或者上厕所
身体症状	睡眠问题
角色功能	难以工作或学习
经济压力	因为疾病花了很多钱
人际关系	难以和生活伴侣谈论疾病
心理困扰	难以应对未来的不可预期性

续表

分量表名称	示例条目
灵性需求	难以接受疾病
自主意识困扰	难以继续平时的活动
咨询服务需求	难以表达不同意见
护理服务质量	家里有太多的家人围在身边
与医生的沟通需求	医生对治疗的可能性有一定认识
信息获取需求	关于疾病和治疗方案了解的信息不够充分
对护理专业人员的要求	如果护理专业人员能够照顾好我，我就不用经历一些不必要的过程

《晚期癌症患者的需求评估》是用来深入了解和评估晚期癌症患者所需帮助的主要工具。这个量表涵盖了 142 个与需求相关的项目，分为七大主题：心理需求、医疗沟通和信息需求、日常生活需求、症状管理需求、社交需求、灵性需求、经济需求等。有研究者将其简化为包含 38 个问题的便捷版，并对其准确性和可靠性进行了验证。

患者可以根据过去 4 个月内自身的实际情况，对每个需求条目进行评分，1 分表示该项需求不适用，5 分表示需求程度非常高。之所以选取 4 个月的时间跨度，是因为临床工作者和患者都认为这段时间足够反映患者最重要的需求。这个量表能够清晰揭示以下几个问题：近 4 个月来，患者是否存在这些需求？这些需求是否得到满足？如果有未满足的需求，患者需要多少帮助才能缓解？示例条目见表 4-3。这个评估工具已在多项研究中广泛应用，并显示出良好的信度和效度。不仅如此，该量表已经翻译成中文，并在中国癌症患者群体中进行了信度和效度检验。

表 4-3 《晚期癌症患者的需求评估》分量表及示例条目

分量表名称	示例条目
心理需求	处理焦虑和压力
医疗沟通和信息需求	从医护人员那里获得预后的充分信息
日常生活需求	在洗澡方面得到支持
症状管理需求	接受体重下降
社交需求	能够对朋友和家人表达感受
灵性需求	为生活设置优先顺序
经济需求	理解医疗保险能涵盖的部分

其他多维度工具包括《癌症需求问卷》(Cancer Needs Questionnaire)、《姑息关怀中的患者需求评估》(Patient Needs Assessment in Palliative Care)、《三水平需求问卷》(3-Level-of-Needs Questionnaire)、《需求评估工具：进展性疾病—癌症》(Needs Assessment Tool: Progressive Disease-Cancer)、《照料者感知的患者未满足需求》(Caregiver's Perception of Patients' Unmet Needs) 等。

也有学者使用单一维度的工具来测量需求，如评估信息需求的《多伦多信息需求问卷》(Toronto Information Needs Questionnaire) 和《晚期癌症信息需求问卷》(Advanced Cancer Information Needs Survey) 以及《灵性需求问卷》(Spiritual Needs Questionnaire) 等。

恰到好处的情感支持

照顾癌症患者并非单打独斗，而是需要一个团队的努力，其中包含了家庭成员、亲朋好友、志愿者以及专业的医疗团队。每个团队成员都有自己独特的优点和擅长的照护技巧。然而，许多亲友在面对如何提供帮助时，往往感到迷茫，不知从何做起。下面列举了一些可以尝试的做法。

首要任务是与患者进行坦诚、真诚的对话。缺乏沟通会让患者感到孤立、沮丧，甚至被误解。很多人觉得与患者谈及癌症或分享彼此的心情非常困难，他们担心患者无法承受真相。然而，刻意隐瞒病情不仅让家人被迫撒谎，还增加了内心的负担。倘若藏着秘密，家人与患者的交谈总会束手束脚，生怕哪句话说得不对，这不仅让患者感到孤独，更会加剧他们的恐惧。同时，患者自己也会因为不清楚真实病情而惶恐不安。很多家人为了避免引发患者的恐惧和焦虑，也会尽量避免谈论病情。但有研究发现，在癌症终末期，与患者坦诚沟通并不会引起新的恐惧和焦虑，遮遮掩掩反而会增加患者的不安。

因此，家人可以在合适的时机和安静的环境中，真诚地与患者进行对话。双方可以敞开心扉，共同面对焦虑、痛苦、恐惧和未来的不确定，彼此给予鼓励。有时候，一个简单的握手、一个温暖的拥抱，就能传达浓浓的关爱。就像一位患者所分享的："我们花了很长时间才学会沟通，现在终于能坦诚地谈谈自己的感受和未来要面对的问题。"在对话中，务必坚持以患者为中心，接纳和尊重他们的情绪和想法。如果家人和患者都觉得难以启齿，不妨邀请双方都信任的朋友、心理咨询师介入，协助打开沟通的大门。

其一，在陪伴癌症患者的过程中，学会真诚倾听是非常关键的沟通方式。很多时候，患者其实并不期待你能替他们解决所有问题，更多的是希望身边的人能够静下心来听听他们的内心想法，理解他们的感受，在心理上给予支持。倾听是最直接且实际的沟通手段，能让患者感觉到被理解和接纳，将自己的思绪和情感彻底释放出来。

倾听不仅能帮助患者排解内心的疑虑和痛苦，更能让他们感受到同情与关爱，从而减轻压抑的情绪。即使无法为患者提供确切的解决方案，仅仅是倾听也能让他们的心情得到舒缓。研究发现，仅仅通过耐心倾听，无须解答具体问题，就已经能够缓解患者的症状。若患者找不到可以倾诉的人，他们可能会感到焦虑、羞愧，甚至有种孤立无援的感觉，误以为自己害怕"本不该害怕的事物"，或认为"生病是一件羞耻的事"。当家人以包容、关爱和理解的姿态，给予患者充分的倾诉空间，就能极大地减轻他们的恐惧和羞耻感。

其二，在和患者交流之前，我们需要先留意他们是否愿意交谈。有时候，他们可能因为情绪低落或当天的状态不好而不愿深谈，反而更愿意聊聊日常小事，比如天气如何、吃了什么等。这时，我们只需安静地陪在他们身边，用心倾听。如果不确定患者是否想聊，可以温柔地询问："你想跟我分享一些心情吗？"根据他们的回应来决定是否深入交谈。倾听时，请确保让患者感受到你在全神贯注地听。别在听的过程中提前揣摩如何回应，这会让患者觉得你不专心。同时，不要随意打断他们的讲述，一旦他们想插话，就立刻停下来，让他们先把话说完，让他们明确知道你在倾听。

其三，鼓励患者敞开心扉、表达内心感受很重要。有的患者可能不善于表达情绪，你可以尝试帮他们说出内心的想法，比如："看起来你现在情绪有点低落。""这件事让你感到很愤怒，是吗？"若不确定他们的感受，可以温和地询问："你对这件事有什么感觉呢？""你有哪些想法？""你现在感觉如何？""能否详细说说，让我更清楚地理解你的想法？"适时地点头示意、回应，这看似简单，却能有效激发他们分享更多情绪和感触。

重复患者说过的话，也是一种很好的反馈方式，不仅可以确保我们正确理解患者的意思，而且能让他们感受到你在倾听和尽力理解他们，可以问："你是这样想的，对吗？""你想表达的意思是不是这个？"在沉默的时刻，不必急于打破，可以陪他静静地坐一会儿，或者轻轻握住他的手，把手搭在他的肩头，这些无声的陪伴同样饱含温情。当你觉得合适的时候，可以问他此刻在想些什么。

表 4-4 与患者交流时的共情策略

共情策略	例 子
沉默	保持共情性的沉默和反思（10—20秒）。
正常化 / 确认	"在这么艰难的时候，感到生气很正常。" "发生了那么多事情，你感到生气，是很能理解的。"
命名或者承认 情绪	"你看起来很伤心。" "我能看出来你很生气。"
鼓励表达	"告诉我你的感受。"
积极倾听	"如果我没理解错，你生气是因为你知道母亲的癌症不太好治。"
手势或触摸	提供纸巾，恰当地握手，拍拍肩膀，或者拥抱。
表扬	"你非常勇敢。"

其四，家人在与患者沟通时，也可以坦率地表达自己的情感。比如："我现在真的不知道该怎么表达。""我一时语塞，不知从何说起。""谈论这个话题，我也觉得挺难的。"坦诚表述能够有效缓和紧张气氛，减少不必要的尴尬，进而拉近与患者的距离，增进彼此的

沟通。

其五，容许患者有负面情绪，如悲伤、烦躁、愤怒等。有人认为始终保持乐观态度有利于康复，担忧负面情绪会影响恢复进程，甚至加快病情恶化。实际上，癌症的发展受到多种因素影响，如环境、饮食、遗传等，并非只受情绪和思维左右。对癌症患者来说，无论是诊断之初还是治疗期间，出现担忧、恐惧、愤怒、悲伤、羞愧等负面情绪都是十分正常的反应，应当予以接纳。过分强调患者必须保持积极乐观，而他们又难以做到时，反而会给患者带来更大的心理压力。病情恶化时，患者还可能会因此自责。

积极的心态并不意味着时时都要快乐开朗，而是在接纳自己的焦虑、紧张、沮丧、愤怒等各种情绪的基础上，能够体验到喜悦和宁静。家人应当允许患者有情绪低落的时候，有想要宣泄悲伤的时候。当患者表达悲观情绪或态度时，许多人会迅速转移话题，比如："别担心，一切都会好起来的。""不要太消极，我们一定能战胜它。"这种做法可能会阻碍患者吐露真实心声。此刻，家人最好的应对方式是直面话题，真诚聆听，并给予暖心的回应，如："我能理解你现在心情不太好，经历了这么多次治疗，身心肯定都非常疲惫。"或者说："我明白，未来的不确定性确实让人感到困扰。"如果患者哭泣，那就让他们尽情流泪吧，因为眼泪是悲伤情绪的自然宣泄，有助于缓解内心的压力。

其六，不要急于提建议。因为患者可能早已尝试过各种方法。过于直接的建议可能会让他们觉得你在质疑他们的能力，误解他们的想法，甚至令他们自责："我真没用，连这些建议我都做不到。"如果确实有必要提供建议，不妨换一种温和的方式，比如："你有没有想过尝试……"或者"我有个朋友曾试过这种方法……"

其七，与患者一起开展有意义的、愉快的活动。即使患者无法像以前那样活跃，也要想办法鼓励他们适度参与活动。这有助于他们保持与外界的联系，维持正常的生活节奏。电影《爱在记忆消逝前》讲的是一对患重病的老夫妻的故事，丈夫患有阿尔茨海默病，他非常喜欢海明威的作品，特别是《老人与海》，妻子也患癌症，二人决定开着老旧的房车从马萨诸塞州出发前往海明威的故居，在这个过程中回顾他们的人生故事。

其八，寻找患者需要帮助的信号，主动提出帮忙。癌症患者可能会经历悲伤、压力、愤怒、焦虑、抑郁、恐惧和内疚等复杂情绪。如果家人认为患者在情绪管理上有困难，可以考虑利用心理咨询、互助小组、放松训练等方式提供支持。同时，通过观察和理解患者的需求，例如是否行动不便、是否需要了解更多信息、是否想找人倾诉等，为他们提供贴心的帮助。可以借助需求列表来梳理患者的具体需求，从而提供更具针对性的援助。实际帮助患者时，可以从一些小事做起，不必一次性包揽所有事务，比如为患者做一顿饭、读一本书，或是陪他们外出散步，等等。同时要注意适度，过多的关照也可能让患者感到尴尬、内疚或无所适从。

其九，明白重症患者在生理上存在局限。比如刚接受化疗的患者可能尝不出精心烹制的食物的味道，正在服用止痛药的人可能注意不到你为他们付出的细节。

其十，保持积极的态度。虽然我们无法控制生活中发生的每一件事，但我们能够调整自己的应对方式。可以多与照顾患者的其他家庭成员沟通，也可以找朋友、教友、心理咨询师或医护人员聊聊心事。

其十一，认识到自己作为家人的优势和劣势。这有助于划定界限，知道何时寻求帮助。划定界限既能给患者留有足够的个人空间，也能让家人有机会适当休息。重要的是，要认识到自己也需要休息，避免过度疲劳，这样才能在更好地照顾患者的同时保护好自己。

携手驾驭疾病的航程

其一，在家人罹患癌症时，作为亲人，我们为他们提供必要的医疗和生活照料。在这个艰难时刻，请记住以下几点。

- 如今，随着医学的进步，越来越多的癌症患者得以延长生命，新型治疗方法层出不穷。
- 癌症不再是绝对的死亡判决书，很多患者都能够战胜它。
- 亲人得癌症，并不是因为我们之前有过什么不当的想法或话语。
- 患者的病情与我们过去的所作所为无关，不论是做了什么还是没做什么，都不是他们得病的原因。
- 癌症不是传染病，我们不会因为接触病人而染病。
- 不管是父母还是我们，都无法阻止兄弟姐妹患上癌症，这不是我们的责任。
- 一人得癌症，并不意味着家里的其他人也会患癌。
- 我们无法解释：为什么父母或兄弟姐妹患上癌症而自己依然健康。
- 无论我们多么坚强或忧虑，都无法改变家人患病的事实，我们能做的唯有陪伴和支持。

- 继续学习和参加日常活动，这对我们保持正常生活节奏和心态有着积极作用。

其二，我们要积极搜集患者疾病的相关信息和详细情况，尤其是关于特定癌症类型的知识。要知道，癌症有 200 余种类型，每种类型的治疗方法不尽相同。同一种癌症的治疗方法也会因患者年龄、癌细胞扩散程度以及个体特殊情况而有所差异。就算两个人患同种癌症且接受相同的治疗，效果也可能存在个体差异。

为了更好地了解和应对，家人可以与医疗团队详谈一次，获取关于诊断、治疗方案及预后的详细信息。此外，参加患者互助小组也是一个很好的渠道，可以从中了解特定癌症的相关知识。家人可以试着弄清以下问题：

- 这是哪种类型的癌症？
- 癌细胞位于哪里？
- 病情能否好转？
- 正在进行哪种治疗？是否考虑其他治疗方式？
- 治疗过程中会有什么感觉？会不会感到疼痛？
- 治疗是否会影响外观？
- 癌症和治疗会让患者在情绪或行为上发生变化吗？比如会变得更易疲倦或烦躁吗？
- 我能陪同患者一起去医院接受治疗吗？
- 整个治疗周期有多长？需要多久去医院复查一次？
- 每次治疗需要多长时间？
- 我能去医院探望患者吗？
- 在治疗期间，我还能继续上学或上班吗？患者是否需要全天候居家休养？

- 患者是否可以和我们一起吃同样的食物？
- 我能做些什么来帮助患者？

其三，将自己看作健康护理团队的一部分。积极参与患者的医疗护理过程，定期陪伴患者就医。尽可能与患者一同出席所有医疗咨询，共享信息。在与医生交流时，家人可以适时提供有价值的新情况，帮助医生作出更合适的决策。为了不遗漏任何问题，可以事先列出要问医生的问题清单，在就诊时逐一询问。每次诊疗后，记下会谈的内容，包括检测结果、药品名称和剂量、患者症状以及可能出现的副作用，还有从何处获取所需资源等信息。

其四，学习如何提供恰当的身体护理。患者可能需要家人的帮助以完成洗漱、穿衣服、进食、大小便和个人清洁等日常活动。可以通过多种途径学习如何照料癌症患者，比如与医疗团队保持密切沟通，观看护理教学视频，阅读相关指南。作为家人，日常护理工作将涵盖以下方面：

- 日常的清洁与沐浴对于患者至关重要，不仅能保持个人卫生，也能让患者心情舒畅。家人应定期为患者洗澡，若患者起身困难或无法自行清洗，可以辅助在床上擦拭全身，保持床铺整洁，及时更换床单。帮助患者洗头，不仅能保持头皮清洁，还能让患者感到舒适。若患者口腔疼痛，普通牙刷牙膏不易操作，可以选择婴儿牙刷或棉花球、专用漱口水等产品。对于行动不便、无法如厕的患者，可以使用便椅、床边便盆或尿壶等辅助工具。这项任务可能会让人觉得尴尬或脏乱，但只要向专业人士请教，逐步适应，就能确保操作既卫生又体贴。

- 对于长期卧床的患者，涂抹润肤乳液按摩四肢和背部，有助于防止皮肤干燥，同时也能让患者感到舒适。轻轻地按摩颈部或揉搓背部，也能帮助患者放松身心。

- 当患者身体虚弱，起卧需要扶持时，家人应在护理人员指导下，小心缓慢地帮助他们起身、躺下，以及每隔两小时左右帮助他们变换体位，从侧卧转为仰卧，再转到另一侧，以免长时间压迫同一部位导致不适。

- 针对大小便失禁的患者，可以考虑将床靠近卫生间，并在床边放置便盆、尿壶等。市场上有专门针对大小便失禁人群的床垫、尿片，或者防水垫料，垫在患者身下以保护床单和床垫。

- 患者在病重时很容易出现便秘问题，原因可能是食欲不佳、久卧不动、服用止痛药等。家人可以咨询医生是否需要配合使用轻泻剂来缓解便秘。

- 疾病会让患者食欲减退，这可能是因为疲劳、喉咙不适、吞咽困难，或化疗、放疗后的不良反应。家人可以尝试安排患者少量多餐，选用流质食品和营养饮料，也可向营养师或护士咨询意见。对于口腔干燥的患者，可以选择粥、冰激凌、奶昔等易入口且能滋润口腔的食物，使用吸管进食也能减轻口腔疼痛。

- 部分晚期癌症患者由于病情或药物副作用会感到恶心甚至呕吐，通常可通过药物缓解。家人应及时告知医护人员，调整药物方案。同时，可以引导患者少量多餐，适量饮用有气饮料，避免食用油腻食物，以减轻恶心和呕吐。

- 疼痛是癌症晚期常见的症状，家人可以请医生开具止痛药物，包括口服药片、栓剂或注射剂。初次服药可能会有困倦、轻微头痛等反应，但一般会在几天内消退。若持续疼痛，可考虑更换药物。若疼痛剧烈，短期住院进行疼痛管理也是可选方案。此外，按摩、热水袋或冰袋敷贴也有助于缓解疼痛。

- 失眠问题在癌症患者中也不少见，患者可能因白天睡眠过多、情绪焦虑或夜间疼痛而无法安睡。家人可以尝试引导患者阅读、听音乐、冥想或睡前饮用一杯温热饮品，必要时请医生开具安眠药辅助入睡。

其五，家人需要学习如何提供恰当的医疗护理。比如熟练掌握包扎和伤口处理的方法，正确使用导尿管，正确注射药物以及合理用药等。在患者出院前，不妨向医护人员请教并练习这些操作，确保回到家中也能安全有效地进行。

其六，追踪和管理症状及治疗副作用。家人要与医疗团队共同探讨癌症引发的各种症状及伴随的治疗副作用，鼓励患者不仅要报告主要病症，还要如实告知所有感受。同时，要确保了解医生对这些症状的治疗方案，一旦出现新的副作用，知道该向谁求助。另外，还可以请教医护人员如何运用非药物疗法，如按摩、热敷或冷敷等方法，来缓解症状。此外，姑息治疗或支持性护理能够减轻诸多副作用。

其七，管理用药。癌症患者往往需要服用多种药物，为了确保药物发挥最大作用，我们必须严格遵循医嘱。家人可以考虑借助清单、表格或者手机应用程序等工具来帮助患者规划用药。清单上应记录药物的名称、剂量、外观特征、开药医生姓名、服药时间、下次取药日期以及特殊注意事项，比如餐前还是餐后服用，以及可能出现的副作用。

其八，寻求支持。在了解患者的具体需求后，我们可以列出需求清单，并找到相应的支持来源。这些支持可能来自亲友、邻里、社区志愿者、宗教团体以及线上线下的癌症支持小组。团结多方力量，共同帮助患者渡过难关。

最后，我们可考虑通过询问自己以下问题，来明确自己是否已经做好照料工作：

- 面对媒体上的各类信息，我能否准确识别哪些是权威可信的有利信息，哪些是无效甚至有害的误导信息？
- 我是否用心学习如何与患者相处，真的做到感知和理解他们内心的感受和需求？
- 在与医生交流的过程中，我是否掌握了正确的沟通技巧，懂得区分哪些医疗建议至关重要，哪些则无须过于在意？
- 我是否投入时间和精力去深入了解癌症的本质？是否能甄别周围的谣言？我是否熟知当前主流的癌症治疗方法？除了医生提供的方案，我还主动探索过其他的治疗可能吗？
- 我能否详细陈述患者的完整病历？包括如何发现病情、做过哪些检查以及这些检查背后的含义，采取过哪些治疗措施以及效果如何？对于监测患者病情的各项指标，我是否清楚了解它们的含义和重要性？

第五章

当照料成为日常：
自我关怀的艺术

癌症患者的治疗过程如同一场漫长的马拉松，家庭成员承受着巨大的心理、生理以及经济压力。他们不仅要负责患者的日常生活照料，如饮食起居、个人卫生，还要提供精神支柱，如陪伴、鼓励，以及专业的疾病护理，如伤口处理、药物管理等。家人在全力以赴照顾患者的过程中，往往会把大部分时间和精力投入患者身上，而忽视了自己的感受和需求。

短期内，这种无私奉献或许能使患者得到周全的照顾。然而，随着时间推移，家人的持续付出和牺牲，很可能会影响自身的身心健康。一旦家人的健康状况下滑，必然会影响他们对患者的护理质量，同时也会间接波及患者的情绪状态和康复进程。因此，家人也需要学会在照料患者之余，适时地关注并照顾好自己，确保自身的身心健康，积蓄能量，为这场持久战作好准备。

自我照顾是指个人为了保持健康、活力和幸福感而主动实施的各种行为和策略，包括保证充足的休息、均衡的饮食、适量的锻炼、丰富的社交互动以及必要的独处时光。接下来将详细介绍癌症患者家庭成员应如何进行有效的自我照顾，从而提升自身的生理和心理健康水平，更好地为患者的治疗之旅保驾护航。

关注自身的需求

当家人突然获知患者确诊癌症的消息时，他们往往还没准备好迎接随之而来的新角色所涉及的种种挑战，因而会产生各种各样的需求空白。他们不仅在照顾患者的各项事务上有需求，同时自身的生理、心理和情感等方面也有亟待满足的需求。若这些需求无法得到解决或满足，不仅会对家人自身的日常生活质量造成消极影响，还可能间接地对患者的康复进程不利。

学者们在研究中汇总并分析了患者家人所面临的诸多未被满足的需求，归纳出六个主要类别：全方位癌症护理需求、情感和心理需求、家庭影响与日常活动需求、人际关系需求、信息需求以及灵性需求。

全方位癌症护理需求包括：明确知晓医疗团队所能提供的具体帮助，感受到来自医护人员的有力支持，有机会获得所需的医疗服务，有机会参与或协助患者的日常护理，确保医护人员能提供适宜的信息从而使患者获得最佳照顾，以及有效协调各项护理工作。

情感和心理需求包括：处理自身的各种情绪困扰，如愤怒、内疚、悲伤、焦虑、抑郁等；为自己寻求情感支持，或有人陪伴倾诉；学习如何给予患者和其他家人情感支持；勇敢面对病情恶化的恐惧；寻找自身及患者生活的意义。

家庭影响与日常活动需求包括：经济支持，如生活开支和交通费用；学会应对因家人患病带来的不确定性，调整生活习惯和日常安排；处理工作受影响的问题，关注自身的身体健康；满足患者日常需求，如饮食、交通、卫生护理，协助进行疾病管理工作；在平衡自己与患者需求的同时，适应自我身份的变化；向他人寻求帮助，有效管理照料者的角色。

人际关系需求包括：协助患者与他人沟通疾病状况及顾虑，维系与患者之间深厚的感情；与家人、朋友保持沟通，建立和谐满意的人际关系；应对夫妻关系或伴侣关系的变化。

信息需求包括：了解病情发展的趋势，掌握与疾病本身及治疗方案有关的信息，面对与死亡相关的议题；学会如何为患者提供恰当的日常照料。

灵性需求包括：保持对未来的希望，接受信仰的慰藉与支持。

学者们关注并追踪了癌症患者家人在不同阶段未被满足的需求变化。在患者确诊半年后，家人最为迫切的未被满足的需求有：如何减轻对癌症复发的忧虑、帮助患者减轻压力、深入理解患者的切身感受、改善医院停车场设施方便家人探访、详细了解治疗的益处和可能的副作用、在关注患者的同时平衡自我需求、确保患者得到最佳的医疗照护、面对对癌症可能恶化的恐惧、适应患者因疾病产生的变化以及解决癌症引起的性生活问题（见表 5-1）。

然而，在患者完成治疗一年甚至两年后，家人反映的最主要的未被满足的需求有所调整，焦点逐渐从患者转向自身和家庭关系。比如，他们较少提及关于治疗详情和副作用的信息需求、对癌症恶化的恐惧、适应患者变化以及确保患者得到最佳医疗照顾等问题，而更多地关注自身的身心健康、癌症对家庭关系的影响、寻求自身情感支持，以及周围人对照料患者给家人生活带来改变的认识不足。

这一系列研究成果揭示了一个事实：随着时间的推移，癌症患者家人有一部分未被满足的需求始终如一，例如如何应对癌症复发的恐惧、减轻患者压力、理解患者的内心世界以及改善医院停车条件。同时，他们的需求也在动态变化，表现为家人开始从侧重患者的康复转向关注癌症给患者生活带来的影响。

表 5-1　癌症患者家人未被满足的需求随时间变化的排序

	6 个月以后	12 个月以后	24 个月以后
管理癌症复发的担心	1	2	2
减轻患者的压力	2	1	3
理解患者的感受	3	5	6
医院停车更加便利	4	6	1
关于治疗的益处和副作用的信息	5	13	26
平衡患者和自己的需求	6	3	7
获得最佳的医疗照顾	7	13	21
处理患者对癌症恶化的恐惧	8	8	14
适应患者身体的改变	9	14	18
解决性生活的问题	10	8	8
获得关于预后的信息	11	11	24
有机会和医生讨论自己担心的事	12	10	17
照顾自己的身体	13	4	5
癌症对自己与患者关系的影响	14	6	4
为自己寻找情感支持	15	10	10
处理关于死亡的情绪	16	22	9
寻找经济支持	17	15	11
其他人不承认照料患者对家人生活的影响	18	9	16

　　现今，研究者编制了一些量表，专门用来评估家人在照护过程中的心理和社会需求，这些量表在众多家庭成员中得到实际应用和验证。

《支持性护理需求调研——伴侣和照料者》（Supportive Care Needs Survey—Partners and Caregivers，SCNS-P&C），旨在衡量照料者在 44 个方面可能存在的未被满足的需求，这些需求涉及信息获取、护理服务、心理和情感支持以及工作与社会生活四个方面。参与者需按照实际情况，对每个条目进行 1 至 5 的评分，1 和 2 表示"不适用"和"满意"，3 至 5 则表示需求在不同程度上未被满足（轻度、中度、高度）。此量表已在多个照料者群体中完成信度和效度的验证。

《照料者反应量表》（Caregiver Reaction Assessment，CRA），它帮助衡量照料者在照顾患者时的感受和表现，以及这一过程对他们生活各方面产生的影响。该量表共有 24 道题目，划分为五个维度：得到关爱和尊重、缺乏家庭支持、经济压力、计划被打乱、健康问题。量表采用五级计分，从"非常赞同"到"非常不赞同"，除得到关爱和尊重之外，其余四个分量表的得分越高，表示照料者的负担越重；而得到关爱和尊重分量表得分越高，则表示照料者得到越多的关爱和尊重。

《癌症照料者的需求评估量表》（Needs Assessment of Family Caregivers-Cancer，NAFC-C）也广泛应用于评估照料者未被满足的需求。该量表分为四个部分：心理社会需求（9 个问题）、医疗需求（7 个问题）、经济需求（3 个问题）和日常生活需求（8 个问题）。总共 27 个具体问题。每位受访者需要根据过去四周的经历，回答每个问题的两个方面：一是这个问题对他 / 她有多么重要，二是他 / 她对此需求的满足程度有多满意。每个问题的评分范围是从 0 到 4，其中 0 表示"完全不重要"或"完全不满意"，4 表示"非常重要"或"非常满意"。在计算满意度得分时，会进行反向计分，即得分越高表示满意度越低。最后，将重要性和满意度的反向得分相乘得出每个问题的最终分数，最高可达 16 分，分数越高意味着这个需求越没有得到满足。

《健康促进生活方式量表》(Health Promoting Lifestyle Profile Ⅱ,HPLP-Ⅱ)，用于衡量照料者自我照顾的情况。该量表共有 52 个题目，分为 6 个不同主题的分量表，分别涵盖了健康责任感（比如及时向医生汇报症状和健康问题）、体育活动（参与锻炼和休闲活动）、营养（限制糖分摄入）、灵性成长（追求长远目标，相信生活有意义等）、人际关系（获取支持并关心他人）以及压力管理（腾出时间放松，调控压力等）等方面。每道题目都采用四级计分，1 表示"从不"，4 表示"总是"，得分越高则表示自我照顾能力越强。该量表的信度和效度都较为理想。

学习相关知识

与癌症相关的知识包括癌症的发生原因、治疗方法与效果、药物可能产生的副作用、基本护理技巧、合理的饮食营养搭配、疾病预后以及国家医保相关政策等。癌症患者身边的照料者在治疗过程中获取的医疗相关信息仍相对匮乏。一项覆盖 19 个国家的元分析显示，大多数照料者对癌症的治疗、护理知识、营养、症状管理以及药物副作用等方面的了解相对有限。在我国，人们对癌症相关的照护知识了解不多，同时，相关的医疗教育也相对稀缺。我国的一项质性元分析研究发现，在治疗过程中癌症患者的照料者普遍渴望获取更多的照护技能和医疗知识，他们希望通过学习基础医学知识，能够更深刻地理解疾病，并具备更强的治疗和照护决策能力。

缺乏癌症相关知识会深刻影响照料者的心态。研究发现，当照料者因信息不足而无法为患者提供恰当的护理时，他们可能会承受巨大的心理压力，出现痛苦、抑郁和焦虑的情绪。研究表明，通过给予照料者更多的疾病信息支持，他们的主观控制感会增强，抑郁症状也将有所减轻。作为患者治疗过程中的关键支持者，照料者拥有充足的疾病知识能够协助医生制定更合适的治疗方案，帮助患者更从容地面对癌症。因此，掌握相关疾病知识对照料者的心理健康有着积极的预测作用，凸显了家人主动学习疾病知识的重要性。

获取癌症相关知识有助于减少对疾病的不确定感和恐惧，从而增强治疗的信心。不确定感是指由于信息不足，人们无法准确预测和组织事件时的心理状态，它会使人对未知产生恐慌，增加心理压力。当今社会，人们对癌症普遍存在恐惧，很大程度上源于对它还不够了解。根据疾病不确定理论，家人和患者对疾病的不确定感源于：无法预测疾病的发展过程和预后；治疗和护理方案模糊不清；疾病诊断和严重程度信息缺失；疾病症状不明确。通过获取癌症相关知识，照料者可以增强自身的护理能力，提高自我效能感，树立对抗癌症的信心。有信心的照料者在治疗过程中往往表现出更少的抑郁症状。

同时，了解癌症知识有助于纠正错误认知。目前社会上流传的关于癌症的谣言比癌症本身更可怕，如"癌症会传染""癌症等于绝症""饥饿疗法能治愈癌症""免疫力强就不会得癌症"等。这些错误观念不仅给患者和家人带来巨大的心理压力，也可能延误疾病的治疗。得益于现代网络社交媒体的发展，许多医疗专家或癌症康复者通过微博、微信公众号、哔哩哔哩等平台分享科学的抗癌知识。相较于过去信息传播相对封闭的时代，现在患者家人有更多途径和更高效的方式来获取癌症相关知识。当家人真正理解癌症的本质、病因、致死机理等内容，就能够消除谣言带来的恐惧，纠正对癌症的错误认知。此外，家人对疾病的认知将直接影响患者的看法。总之，家人掌握准确的癌症相关知识极其重要。

明确自身的优势与劣势

家人在照顾患者时，往往会投入大量时间和精力。但请注意，每个人的心理和生理承受能力都有限。如果不了解这一点，家人可能会过度劳累、无休止地付出和承担多重角色（如既是配偶又是父母、职工等），被各项事务压得喘不过气，从而出现身心问题。

人的认知资源有限，我们的心理能量就像电池，短时间内只能支撑一定的活动量。这意味着我们在处理多项任务时，心理资源难免会产生竞争，分配到各项任务的资源多少会直接影响任务表现。简单来说，一个地方用多了，其他地方就少了。如果我们连续开展消耗心理能量的工作，就像电量耗尽，后面的任务效率会降低，任务表现会变差，这就是所谓的"自我损耗"状态。在自我损耗状态下，我们可能会作出一些冲动或不理性的决定，比如冒更大的风险、更容易沉迷、更易产生攻击性等，这对生活和工作都会带来不良影响。

一项专门研究癌症患者照料者的文献综述显示，在家人得知癌症诊断后，照料者平均每天要提供长达 8.3 个小时的护理，这种情况会持续 13.7 个月。其中一半的照料者表示，他们还需处理许多其他事务，这些事务已经超出他们的应对能力。长期的超负荷状态不仅损害照料者自身的身体健康，可能导致失眠、极度疲劳、身体疼痛、体力透支等问题，而且难以长期为患者提供高质量的护理，形成一个恶性循环。因此，家人要客观看待自己的优势和劣势，了解自己的能力和极限，合理分配有限的认知资源，将重点放在自己力所能及的事情上，确保在关爱他人的同时，也保重好自己。

为了让家人更好地利用自身优势并合理分配有限的精力，这里提供三点实用建议：

其一，宽容对待自己的小失误。犯错误是我们成长的一部分，它能让我们看清自己进步的方向。每个人都会有疏漏，关键是勇于承认并从中学习，然后坚定地继续前行。不必苛求完美，给自己留有余地去改正和进步。

其二，在照顾患者的过程中，适时设定并坚守界限。这意味着作为照料者，要明确自身的能力限度，不必一味地提供无止境的照顾，而是要找到一个适合自己和家庭的平衡点。这个界限可以是身体承受力、心理压力、社交活动，甚至是经济状况。当感到已经超越界限时，家人应该坦然接受并寻求休息，或者向他人求助。要知道，适时放手并不丢脸，短暂的休息过后，我们能够以更好的状态重新投入照护工作，远胜于硬撑到身心疲惫。

其三，学会排列优先级。试着将一周的任务和活动列出来，标示每件事所需的时间和重要程度。经过权衡，剔除不太重要的事项，这样一来，家人就有更多的时间去做真正对自己和患者有益的事情。通过这种方式，家人既能确保有效完成主要照顾任务，又能保证有足够的精力去关爱自己和患者。

与自我情绪和谐相处

在陪伴患者的过程中，家人时常会遭遇各种复杂的情绪挑战，如愤怒、悲伤、内疚、抑郁、焦虑、孤独等（见表 5-2）。有些家人会选择忍耐或隐藏这些负面情绪，但实际上，研究表明，这样做只会让抑郁等心理问题加重。就好比一座大坝积聚了洪水，若持续不放，一旦崩溃，那股汹涌的力量将会对患者和家人带来巨大冲击。因此，在日常生活中，家人应时刻关注自身的情绪波动，以便及时作出调适。

家人的情绪可能会像坐过山车般起伏不定，有时强烈无比，有时又在照护过程中忽隐忽现。不少家人都描述过情绪的高低变换。表 5-2 中所示的情绪并无好坏之分，都是照护过程中十分正常的现象。每个家人都可能会体验到这些情绪，也可能只体验到其中一部分，且这些情绪可能会在不同的时间段交替出现。面对这些情绪的第一步，是要接纳它们的存在，给自己一些时间和空间去理解和消化这些情绪体验。

表 5-2　照料者常见的情绪反应

情绪	具体表现
愤怒	许多照料者坦言，在照料过程中经常会对自己、家人甚至患者产生愤怒情绪。这种怒气可能源自内心深处难以言表的恐慌、担忧，或者是对所遭遇困境的无奈和不满。当这种情绪出现时，尽量让自己冷静下来，避免因情绪激动而伤害他人。
悲伤	家人可能因挚爱之人健康状况的恶化而深感悲痛，也可能回想患者在患癌前的生活状态，与现状对比后感到惋惜。在这样的时刻，家人应当允许自己去面对并释放悲伤的情绪，这是至关重要的。他们需要足够的时间来逐渐适应并接受生活中这些突如其来的变化。

情绪	具体表现
内疚	对家人来说，产生内疚感是很常见的现象。他们可能会因为在照顾患者时觉得自己做得不够多、身体状况欠佳而无法全力照顾，或者偶尔冒出负面情绪而感到内疚。
抑郁	照料者有时会感到深深的忧郁和压抑，同时也伴随着生活乐趣减退、做事动力减弱和精力衰减。这种情绪会让家人难以保持正常的饮食和睡眠习惯，甚至可能让他们失去参与平日喜爱的活动的兴趣。
焦虑	如果家人一整天都处在担忧、紧张或惶恐不安的情绪中，这可能意味着他们正处于较为严重的焦虑状态。一定程度的焦虑能促使人更为专注，提高做事效率，但倘若焦虑过于强烈或持续时间过长，将会对身心健康产生负面影响。
孤独	即使身边有许多人的关心和支持，家人仍可能时常觉得自己的感受无人能真正体会，进而产生强烈的孤独感。特别是在悉心照料患者的过程中，家人因为减少了社交互动，这种孤独感也随之加深。

当情绪出现波动时，身体也会通过一些症状来告诉我们，是时候调整一下自己的状态了。比如说，家人可以通过观察自身的一些生理变化，如睡眠状况、体重变化以及情绪波动，来了解自己的情绪状态。如果发现自己睡眠时间过多或过少，这可能是身体在告诉你正承受着压力。在照顾癌症患者的日子里，压力和潜在的抑郁情绪可能导致家人的食欲发生改变，新陈代谢受到影响，进而表现为体重的增减。另外，频繁地感到烦躁易怒，也是家人承受压力的一个显著标志。如果家人最近发现自己比平时更容易动怒或沮丧，那可能意味着背负的担子过重，这时候，家人应当学会适时放下，给自己一些休息和调整的时间。

为自己建立支持网络

许多照料过患者的家庭成员，回顾那段时光时都感慨万分，希望当时能早一点向身边的亲人、朋友或者其他可以信赖的人求助，以减轻自己肩上的重担。身为照料者，那段时光充满艰辛和挑战，家人有时也会因为承担了太多责任而备感惧怕。此刻，向外求助，寻求他人的帮助与支持显得尤为重要。

社会支持对照料者保持身心健康起到至关重要的作用。研究发现，社会支持能作为家人心理健康的守护屏障。当家人获得足够的社会支持时，不仅当前的抑郁和焦虑情绪能得到缓解，未来的情绪问题也会减少。社会支持就像搭建起一个可以倾诉痛苦、分享经历的平台，帮助家人驱散孤独感。值得注意的是，经历过类似挑战的同伴之间的支持，即同侪支持，能为家人提供情感支持。因此，家人不妨试着打开自己的心扉，向外界求助，借助他人的力量，扩展自身的能力，以更好地应对照料需求。

家人可以从以下三个方面寻求社会支持。

其一，向身边的亲朋好友寻求帮助。无论是经济援助、临时的照护协助，还是日常生活琐事，亲朋好友都是最贴近我们的支持者。他们可以暂时接手照护工作，让照料者得到片刻的休息，做一些自己喜欢的事情，或是享受一段独处时光。研究证实，适当的休息对家人身心健康有很大的益处，能提升幸福感。家人不妨大方说出自己的需求，例如请朋友帮忙做饭、接送孩子、查资料等。亲友们往往愿意伸出援手，但有时他们不清楚该如何帮忙，所以主动沟通很重要。

其二，向专业人士求助。在患者治疗过程中，专业医护人员是家人获取信息支持和情感支持的重要渠道。他们能提供专业的疾病信息和指导，帮助家人更好地了解患者的需要，避免在照护过程中出现可能导致风险的错误，保障照护工作的安全性。此外，当家人出现持续的负面情绪或心理压力过大时，可以寻求心理咨询专业人士的帮助，以恢复内心的平静。

其三，加入互助小组。互助小组由一群有着相似经历的人自发组成，他们可以通过面对面聚会、电话交谈或在线交流等方式互相支持。在互助小组里，家人可以坦诚地分享各自的感受、心得，并为面临同样困境的他人提供意见和帮助。互助小组不仅能传授实用的照护技巧，帮助家人换个角度看问题，找到解决问题的办法，还能让大家感受到彼此的陪伴和支持，不再感到孤独。在小组中互诉烦恼、相互安慰，能大大提升家人的情感支持，增强自我价值感和归属感。

寻求帮助也是一门艺术，讲究方式方法。

首先，要明确自己的需求。社会支持可分为信息支持、情感支持和实际行动支持三大类，家人首先要确定自己需要哪一种支持，然后找到能提供这类支持的人。向他人求助时，尽量将需求具体化，例如，"下周五下午3点，能否帮我接孩子放学？""周三晚上8点后，你有空的话，我能打电话和你聊聊吗？"这样的表述方式能让对方明白你的需求。提出具体请求不仅有助于他人准确回应，同时也能让他人感觉到是在切实地为你提供帮助，而非只停留在口头安慰上。

其次，在寻求帮助时也要接受可能遭受的拒绝。有时候满怀期待地寻求帮助，对方可能出于各种原因无法伸出援手，这时照料者可能会感到失望或沮丧。因此，照料者要试着放宽心态，理解他人可能因为自身问题、能力局限等无法提供帮助。照料者通过预先调整期待，可以更好地应对遭受拒绝带来的负面情绪冲击，从而更有效地寻求和接受帮助。

预留独处的时间

照料者保证拥有一定的个人时间十分重要。为了照顾患者与维持个人生活，家人常常忙碌不停，有时甚至全身心扑在照料上，以至于自己的生活几乎被淹没。有的家人会觉得相较于生病的亲人，自己的需求似乎微不足道。然而，长期忽视自身的需求会导致照料者身心疲惫，加剧长期护理带来的压力和疲惫感。正如之前所说，适当的休息对于保持身心健康、提升幸福感必不可少。珍视并满足自己的需求、愿望和诉求，是给家人注入持久照顾动力的关键。因此，家人应适时为自己"充电"，无论是去做自己喜欢的事，还是在宁静午后稍作放松，都能助力患者家人更好地履行照料职责，成为一个更加称职的照料者。

表 5-3　有关家人自我照料的错误观点

错误观点	正确观点
照顾自己意味着必须离开我爱的人。	不管有没有和患者待在一起，照料者都可以做一些事情来达到放松自我、关照自我的目的。重要的是照料者不能忽视关照自己。
照顾自己需要从其他事情上抽出很多时间。	有些自我关照活动只需要几分钟，比如读一段乐观向上的话、听一段喜欢的音乐等。这些短暂的自我照料活动可以穿插在照料任务之间完成。
我必须学会专注于自己，但我不知道能不能投入。	只要事情让你感到快乐、轻松、放松，或有活力，能够实现这些目的的活动就是自我照料。想想以往能够让你放松的活动，不用刻意从事新的活动。

对照料者而言，一种温暖且实用的自我关爱方式便是重新拾起或培养自己的兴趣爱好。照料者不妨静下心来思考：究竟哪些事情能带给自己真正的愉悦？最好能找到一个或几个热爱的活动，比如听音乐、做手工、锻炼身体、健身、阅读书籍等。即使在忙碌的照料生活中，也不要忘了保留个人生活的时间和空间。在结束一天辛劳的照料工作后，照料者可以特意为自己的爱好预留一些时间，用以舒缓一天的疲惫。不论是沉浸在何种喜好的活动中，都能让你的大脑暂时从繁重的压力中抽离出来，同时也能有效地补充精神能量，滋养心灵。

在条件允许的情况下，家人维持以往的生活作息规律非常有益。比如，坚持原先的跳舞、锻炼或按摩等活动，这样能让照料者在照顾患者的同时，依然能感受到对自身生活的掌控。研究表明，照料者如果感觉无力控制生活节奏，可能会出现睡眠质量下降的问题。而得到较多日常支持，日常生活安排受影响较小的家庭成员通常会有更低的抑郁倾向。

家人在忙于照料患者的同时，也需要让自己的思绪和身体得到适时的放松。放松就像一种深层次的休息，能够调整我们对压力的生理和情绪反应，从而帮助我们更好地应对负面情绪和压力情境。放松训练是一套有序的步骤，让我们学会有意识地管理和调整自己的身心状态，目的是降低身体的紧张程度，矫正因过度紧张而失调的功能。放松训练包括但不限于呼吸调节、肌肉松弛训练、音乐疗法以及冥想想象等多种方法。表5-4列举了一些实用的放松训练技巧，可供家人参考和实践。

表5-4　放松训练方法

放松训练	具体操作
呼吸放松训练方法	第一步：调身。先选一把椅子，让自己的双脚平行于地面，与肩同宽，坐在椅子的前三分之一处，脊柱挺直、双手放在膝盖上，沉肩坠肘、自然放松。舌头顶住上颚，微闭双眼。 　　第二步：调息。鼻腔吸气，口腔呼气，吸气时缓慢而深沉，使腹部缓慢鼓起，鼓到不能再鼓时停留一秒钟，再缓慢通过口腔或鼻腔呼出，使腹部收缩，收缩到不能再收缩时停留一秒钟，再缓慢吸气，如此循环往复。 　　第三步：调心。将注意力集中在呼吸上，吸气的时候感受到清凉的气流吸入我们的鼻腔、胸部，温暖的气流呼出。注意力始终跟随着气流而动，察觉吸入的气流是清凉的，呼出的气流是温暖的，仔细察觉气流温差的变化。注意腹部的起伏，感受一吸一呼。
肌肉放松法	找一个舒适的姿势，放松你的肌肉。闭上眼睛，清除头脑中的杂念。可以坐起来，也可以躺下。如果你躺着，可以在你的脖子和膝盖下面放一个小枕头。缓慢而放松地深呼吸。集中精力慢慢地深呼吸，每次呼吸都抬起腹部。 　　接下来，遍历你的每一个主要肌肉群，绷紧（挤压）它们几秒钟，然后松开。从你的头顶开始，慢慢往下。绷紧然后放松你的脸和下巴，接着是肩膀和手臂。当你往下的时候，继续绷紧和放松每个肌肉群（胸部、下背部、臀部、腿部），直到你的脚。完全专注于释放肌肉的所有紧张，注意它们放松时你感受到的不同。完成肌肉放松后，专注于放松的愉快感受。
身体扫描	身体扫描是一种基于正念的练习，旨在帮助人们更好地了解和接受自己的身体感觉。 　　先寻找一个安静的场所，坐下来或躺下来。开始时，专注于呼吸。深呼吸数次，然后尝试将呼吸保持在一个自然、轻松的节奏。 　　接着开始扫描身体。从头部开始，注意感觉。你可以想象自己的意识从头部慢慢向下移动，注意每个部位的感觉。你可以按照以下顺序逐个扫描身体部位：头部、面部、颈部、肩部、胸部、腹部、臀部、大腿、小腿、脚和脚趾。在每个身体部位上停留几秒钟，注意感觉。

放松训练	具体操作
身体扫描	在每个身体部位上停留时，注意感觉。不要评判或试图改变，只是接受。注意呼吸，如果你的思维开始漂移，只需重新注意呼吸和身体感觉，然后回到扫描身体的位置。 结束练习，慢慢地将自己带回当前的环境，然后缓慢地移动身体，站起来或离开练习区。
意象想象疗法	当你闭上眼睛时，想象的效果最好。 第一步，在你的脑海中想象。例如，你可能会想到过去让你快乐的地方或活动。探索这个地方或活动，注意体会你此刻有多么平静。 第二步，闭上眼睛，慢慢呼吸。当你吸气的时候，内心默默地对自己说"吸气，一、二"；呼气的时候，内心默默地对自己说"呼气，一、二"。这样做几分钟。想象一下，在你的肺部或胸部形成了一个愈合的能量球。想象它的形成。当你准备好了，想象你吸入的空气把这个能量球吹到你感到不适的地方。一旦到了那里，球就会治愈你，让你放松。你可以想象这个球变得越来越大，因为它消除了你更多的不适。当你呼气时，想象空气把球吹离你的身体。当球飘走的时候，你所有的痛苦也随之而去。每次吸气和呼气时重复最后两个步骤。

放松的方式因人而异，以上方法可能对有的人来说有用，而对另外一些人产生不了作用。对很多人来说最好的放松是看书、看电影、睡觉、做运动等。选择哪种方式并不重要。重要的是我们不断地自我觉察和尝试，知道什么能让自己达到放松的状态，并经常练习，这样才能获得放松的技巧。

关爱身体

家人在照料患者的过程中，可能会遭遇一系列身体不适，最常见的包括睡眠障碍、极度疲倦、身体疼痛、体力衰退、食欲下降和体重减轻。许多家人一心扑在照顾患者上，很容易对自己的健康问题视而不见，久而久之，很多人会因过度劳累而出现健康隐患。要知道，身体健康是做好照料工作的坚实后盾。因此，在护理患者的同时，家人也要时刻留意自身的身体状况，尽量在现有的条件下保持良好的生活习惯和健康状态。

家人要养成定期体检的习惯，因为体检和筛查是预防、早期发现以及治疗疾病的有效途径。关注自身的健康状况对于提升生活质量以及更好地照顾患者至关重要。只有自身身体健康，才能有足够的精力去照顾患者。当身体发出警告信号，如疲乏不堪、抵抗力下降、睡眠质量差、血压升高、食欲或体重异常波动、头痛、焦虑、抑郁以及其他情绪变化时，家人一定要注意并及时调整。如上述症状长期存在，应充分休息，寻求专业帮助，必要时及时就医。

为了保持良好的健康状况，家人需要在生活中坚持以下三点。

首先，注重饮食均衡。健康饮食能为身心提供所需的能量，家人要注意膳食结构的合理性，尽量避免食用过多油腻、咸重、甜腻或高脂肪食物。每日摄入营养丰富、均衡的食物，不仅有益于自身的健康，也有助于更好地应对日常照料工作。

其次，保证充足睡眠。优质的睡眠对保持生理和心理健康至关重要。缺乏睡眠会导致注意力分散、记忆力下降、问题解决能力减弱、决策力受损以及情绪失调。长期睡眠不足还可能增加患病风险、焦虑和抑郁情绪，甚至增加自杀和冒险行为的可能性。在压力之下，家人可能难以入睡，此时可以试听柔和的音乐、练习深呼吸来帮助入眠。白天适当小憩也有助于缓解夜间睡眠不足的问题。如果长时间睡眠质量不佳，应寻求医生的专业指导和帮助。

最后，开展一定的运动。运动能有效缓解压力，改善记忆力，增强免疫力。运动的形式可以灵活多样，如散步、游泳、跑步、骑行，甚至是家务劳动如扫地、清理房间等，都可以视为保持身体健康的有效运动方式。家人可以根据自己的喜好和实际情况选择适合自己的运动项目，每天坚持锻炼，既有利于缓解负面情绪，又能增强体质，促进身心健康。

培养心理韧性与积极情绪

家人在陪伴患者走过治疗旅程时，就像驾船驶过波涛汹涌的大海。如果强硬地与海浪抗争，很可能会被巨浪卷走。但如果家人能灵活适应不断变化的、严酷的挑战，就如同顺着海浪的波动调整航向，从而能找到抵抗风暴、平稳前行的力量。在整个治疗过程中，满足患者的情感需求和治疗需求，对很多家人来说是一项持续不断的挑战。研究表明，家人可以运用一系列心理调适方法来应对这些挑战，比如保持乐观态度、关注生活中的美好瞬间。

保持乐观的精神状态能帮助家人更好地应对各种难题。弗里德里克森（Barbara L. Fredrickson）和布兰尼根（Christine Branigan）提出扩展—建构理论，认为积极情绪能拓宽我们的视角，激发我们看到生活中的机遇和可能性，提高我们对环境的感知和认知能力，从而促使我们改变思维方式，增强心理韧性、乐观精神和专注力，激发学习新知识和解决问题的动力，以及构建新的社交关系。这些积极的心理资源将助力家人在困境中展现出更强的创造力和适应性。

怀抱积极态度能让家人在面对困难时作好充分准备。虽然我们无法改变生活中发生的坏事，但我们能调整自己对待问题的态度。有研究指出，照料者若能将疾病视为挑战而非威胁，就能更好地应对疾病带来的压力。当照料者缺乏乐观精神时，他们更容易出现睡眠问题。如今，在护理实践中，医护人员会采取认知重建等方法，帮助家人转变对疾病的消极看法，挖掘疾病背后的价值，建立积极的信念体系。通过这样的方式，家人能够在艰苦的照料过程中，找到力量源泉，勇往直前。

在日常生活中，患者家人可以通过以下方式慢慢培养积极心态：

其一，悦纳并回味美好瞬间。欣然接纳积极体验，用心品味其中的美好，这是把握和深化积极情绪的一种方式。比如，品尝美食时，可以细细品味每一口的滋味，这种沉浸式的愉快体验同样可以迁移到生活的其他领域。家人可以与患者一同回溯过去的美好时光，用心感受那些特别的日子，让美好回忆在心中重现，以此来增进彼此间积极的情感联结。

其二，学会在日常中感恩。感恩是对生活中的善意和恩赐怀有感激之情，它可以唤起内心的喜悦和平静。家人可以多练习感恩，珍惜陪在患者身边的机会，感谢自己以未曾预料的方式给患者提供帮助，同时感恩在生活中给予自己支持的人。哪怕是一天中的微小喜悦，如观赏壮美的日落、与亲友的一次拥抱，或是读到一则有趣的故事，都值得我们感恩并从中汲取正能量。

其三，将注意力转移到积极方面。每个人都有自己关注的焦点，若总是盯着生活中的不如意，可能会加重消极情绪，甚至增加心理问

169

题的风险。通过认知训练或行为调整，我们可以学着将注意力转移到生活中的阳光面。在日常生活中，家人可以有意地去发现和关注积极事物，如夕阳的美丽色彩、与亲朋好友的相聚时光，或者患者病情的点滴改善。抓住每一个让人感到欢喜的小细节，逐渐累积积极情绪，减少消极情绪的影响。

其四，正念。正念练习就像静静品味一杯茶，注意当下这一刻，有意地将自己的注意力集中于当下的体验，以一种包容、接纳而不评价的态度去感知一切。简而言之，正念就是要有意识地觉察、保持非评判的态度以及享受每一刻。正念不仅仅是一种状态，更是通过不断练习达到的一种境界。

大量科学研究已证明正念对身心健康的积极影响（有关正念的治疗方法详见第八章）。它能提升我们的觉察能力，让我们更加灵活地应对问题，同时也能改善心理健康，增强幸福感，减少情绪困扰，修正消极思维，提高生活满意度。研究还发现，通过正念训练，癌症患者的家庭成员可以提升积极情绪，减轻抑郁和焦虑。因此，照料者可以有目的地进行正念练习，以维护自身的心理健康。

第六章

幼小心灵的勇敢世界：

与孩子一起渡过难关

如何引导孩子面对家人生病，尤其是癌症，是很多家庭面临的一个难题。当家庭成员患上癌症时，大人往往忙于应对各种问题，可能无意间忽视了孩子内心的感受。人们常常误以为孩子年纪尚小，不懂得复杂的病情，所以很少特地花时间跟他们讨论癌症。殊不知，孩子虽小，却拥有一颗敏感细腻的心，他们能觉察到家中微妙的变化，感受到周围人的紧张、害怕、难过等情绪。尽管他们未必能明确说出家里到底发生了什么变化，但他们本能地知道家里的气氛不同寻常，可能发生了不好的事情。而且，他们可能不会直接说出自己的恐惧、担忧和焦虑，而是通过一些行为上的变化，如突然变得易怒、爱哭、依赖大人、尿床等，来间接表达情绪。因此，我们需要关注家中的孩子，关注他们的情绪变化、行为变化，与他们恰当地沟通，帮助他们应对家中变故。

洞察幼小心灵的反应

面对家人患癌的事实，孩子虽然寂静无声，但内心同样被深刻触动。他们与成年人一样，会因家人患癌的消息而感到震惊，难以适应，情绪、认知和行为上也会有所体现。他们会感受到生活的颠覆，可能出现否认、愤怒等情绪反应，日常生活和学习也会受到波及。为了应对这种压力，孩子会自发地采取一些方式，比如通过玩耍、保持日常规律、增加与父母相处的时间等，来尽力减轻内心的负面情绪。

当家人不幸患上癌症，不同的孩子会有不同的反应，但一般来说，孩子可能会出现以下几种情况：

- 面对亲人因治疗而出现的外貌变化，或是身体机能的部分丧失，孩子可能会感到害怕，无所适从。
- 孩子可能会展现一些不同于平常的行为，如突然变得急躁易怒，不愿意和人交往，躲在屋子里不愿出门，或者出现动手打人、情绪失控后大哭大闹等激烈行为。
- 孩子可能更依赖家人，渴望得到像从前一样的关爱和关注。
- 孩子可能难以专心致志，对原本喜爱的活动失去兴趣。
- 要是这时候家长让孩子承担更多家务，他们可能会抵触和生气。
- 在学校里，孩子可能会出现与同学相处困难、作业拖沓不交等问题，在饮食和睡眠上也出现问题，严重时甚至可能自伤或轻生。

研究表明，父母如果患癌且预后不良乃至去世，孩子的学习成绩以及未来发展前景都可能受到负面影响。而且，在癌症家庭中，孩子出现行为问题、注意缺陷多动障碍以及整体适应困难的比例，会比正常家庭的孩子更高。

孩子常常会面临不确定和担忧的情绪。举个例子，当他们看到家人因为化疗而变得虚弱无力、生活习惯发生变化，或者外表因脱发等有所改变时，他们会忍不住担忧病情是不是越来越严重，甚至会怀疑医生的治疗方案是否正确，还会害怕自己不小心把细菌带回家，让家人的病情加重。即使目前家里还没有出现经济困难，不少孩子还是会顾虑家庭会不会因为高昂的医疗费用而背上沉重的经济负担。他们也会对未来感到迷茫，不知道随着病情的发展，自己该如何去应对，同时也担心自己和兄弟姐妹的健康状况。比如，当母亲患上像乳腺癌这样具有一定遗传倾向的癌症时，女孩面临的心理压力更大；她们不仅会为母亲的病情揪心，还会忧虑这种疾病是否会遗传给自己，将来自己是不是也会遭受同样的病痛折磨。这一切的忧虑和不安，都需要我们用更多的关爱和耐心去理解和抚慰。

　　小杰是一个 13 岁的男孩，他的母亲在一年前被诊断出患有乳腺癌。小杰原本是一个活泼开朗、成绩优秀的学生，但在母亲患病后，他的行为发生了明显的变化。

　　小杰现在对以前积极参与的课外活动和社交活动都失去了兴趣，他开始回避朋友，不再参加学校的集体活动，甚至拒绝参加足球队的比赛，那是他过去最喜欢的项目之一。他也变得更加依赖家人，尤其是他的父亲，不愿离开家去参加学校组织的夏令营或者其他任何远离家的活动。

　　另外，小杰在家中也出现了反常行为，例如过度帮忙做家务，试图以此减轻母亲的负担，但这让他疲惫不堪。他还时不时表现出对母亲的过分保护，有时会对母亲的治疗产生抵触情绪，因为他害怕治疗会给母亲带来更多痛苦。

孩子在不同的年龄阶段，会以不同的方式表达情感和应对困扰。对 0—5 岁的孩子来说，他们可能变得更加易怒，饮食和睡眠习惯发生变化，甚至出现分离焦虑，很难离开父母或主要照料者的怀抱。即使之前已经学会独立上厕所，这时也可能再次出现尿床的现象。他们或许会频繁且重复提问有关癌症的问题，或者通过反复玩"看病""医生""医院"等主题游戏来尝试理解并释放情绪。尤其是母亲生病住院，这会严重挑战他们与母亲之间那份特别的亲近感，对幼小的心灵而言是一次重大的情感危机。如果母亲不在身边，他们可能抓住一些生活细节，模仿母亲的习惯动作（如睡前吃点心）或抱着母亲的照片入睡，以此维系与母亲的联系。

6—8岁的孩子可能会回到较为幼稚的状态，比如说话方式更加简单，甚至再度出现尿床现象。他们开始关心患病的家庭成员以及其他人的健康，生怕身边的人也会得病。他们会对身体上的变化充满好奇，询问大人"为什么头发会掉""为什么需要用绷带"等。若家庭成员生病导致日常生活规律被打破，例如父亲因病无法驾车陪伴孩子去公园游玩，孩子可能会因此生闷气或表现出明显的愤怒。此时，孩子同样会有分离焦虑，更加依恋父母或照料者。

对于9—12岁的孩子，他们可能因生活节奏被打乱而生气，将内心的恐惧和悲伤以愤怒的形式展现出来，有时会迁怒于家庭成员。他们开始学会掩饰自己的情绪，不希望别人知道他们也在为家人生病而忧心忡忡，甚至担心自己与众不同，从而感到尴尬或羞愧。有时候，因为害怕或不适，他们会选择避开生病的家人。这个年龄段的孩子还可能出现悲伤、否认的情绪，不愿接受亲人患有癌症的事实。同时，他们可能陷入自责，觉得家人患病是因为自己做错了什么。

总的来说，尽管孩子不一定能直接说出自己的感受，但我们可以从他们突然变得格外依赖家人、易于担忧以及行为模式的细微变化中察觉到端倪。他们通过绘画展现的场景或在游戏中的表现，往往能揭示他们内心深处的焦虑。留意他们的退行行为，就能更好地洞察其内心的不安。他们反复提出的疑问，则反映了他们对家人患癌这一情况的困惑和难以排解的情绪。因此，细心观察孩子行为上的点滴变化，是我们洞悉他们内心世界的重要途径。

在面对家人患癌带来的挑战时，孩子会展现出各种各样的应对策略，旨在缓解困境带来的压力。其中，分散注意力是一种常用的方法。他们会积极参与同伴活动，展开人际交往，以此暂时转移对家庭困难的关注。孩子还会默默承受痛苦，隐藏起自己的难过情绪，尽量让大人把精力放在患者的治疗上，用自己的忍耐和支持助力患者战胜疾病。

孩子会在情感层面与患者建立坚实的纽带，通过体贴入微的关爱和真挚的情感交流，给患者带来安慰。他们努力表现得坚强乐观，尽其所能不让患者为他们操心。

另外，孩子还会努力维持日常生活的稳定性和规律性，就像家人未患病时那样。他们会坚持上学，参加家庭聚会，完成家务，尽量不让病情过多地侵扰自己的生活节奏。这样不仅有助于保持生活常态，降低对环境变化的不适应，也能有效减少心理困扰。家长可以适时调整家庭成员的分工和责任，减轻癌症对孩子日常生活的影响，确保家庭运作有序。尤其当祖辈能够介入，分担父母的部分照料职责时，孩子更能平稳过渡，日常活动不易受太大干扰。

开启关于疾病的话题

当家人患上癌症时，许多家庭倾向于选择先保守秘密，直到孩子自行察觉，这似乎是短期内最为简便的处理办法。这是因为大人难以开口谈及有关癌症和生死的沉重话题，心里觉得难受，同时也担心这样的谈话会让孩子感到恐慌，反而加剧孩子的不安。于是，有关癌症的讨论便常常在大人之间悄无声息地进行。

然而，孩子心思细腻，当家庭中有人患病时，他们往往会有所察觉，或是偶然间听到大人的谈话。正如一位母亲分享她的亲身经历：
"在我被诊断出癌症时，儿子只有 5 岁，女儿刚满 8 岁。虽然儿子不
曾提及此事，但我从他的行为举止中看出他的恐惧。"若孩子察觉到
大人在隐瞒重大信息，他们可能会误以为这个问题太过恐怖以至于无
法公开讨论；他们还可能从他人口中、电视节目或其他途径获取不准
确的信息，从而对癌症产生误解，加剧对家人生病甚至去世的担忧。
同时，当孩子感觉到自己被排除在真相之外时，他们会觉得自己不受
重视，对父母的信任感也会减弱。所以，让孩子了解真实的状况，尽
管这可能带来悲伤，却是给予他们安心的起点。我们应该信任孩子，
他们往往具备面对现实的勇气和力量。

　　在《和孩子谈谈癌症》这本书中，作者列出了和孩子谈论癌症的
好处以及不谈论的坏处（见表 6-1）。

表 6-1　和孩子谈论癌症的好处以及不谈论的坏处

和孩子谈论癌症的好处	不和孩子谈论癌症的坏处
知道什么事情能让孩子更有安全感，不那么焦虑。 　　给了孩子开口询问和表达自己感受的机会。 　　显示出对孩子的信任，而不是时刻小心该说什么。 　　能够拉近和孩子之间的关系，能够和孩子互相支持。 　　孩子能够学会怎样面对生活中的意外。	孩子因为不知道正在发生什么而恐惧。 　　孩子感到孤单和忧愁，而且无人可以诉说。 　　孩子误以为是他们的所作所为导致癌症。 　　孩子觉得自己不被重视，所以才没有机会加入大人的交谈。 　　孩子不断想象比现实更糟的事情。 　　孩子误认为癌症是说不得的东西。 　　孩子会误解情况，胡思乱想。

与孩子分享相关信息很关键，但我们要依据孩子的年龄和个性特点，精心挑选告诉他们什么内容，怎样解释癌症这个话题。不同年龄的孩子在情绪理解、认知发展上有较大区别，对癌症和死亡的认识程度也各有不同。比如，2岁和5岁的孩子对癌症的理解程度截然不同。年纪较小的孩子需要更简易、浅显的解说，而年纪较大的孩子则需要更详尽的解析，这样有助于减轻他们的无助和恐惧心理。在与孩子讨论癌症时，我们不仅要让他们明白疾病本身，更要给予他们情感关爱与行动指引，帮助他们面对癌症。

对于0—2岁的婴幼儿，他们还无法理解癌症是什么，更多的是害怕被医护人员带走，远离父母。但千万别认为这么小的孩子就感觉不到或不懂，他们虽然不明白做手术或去医院的具体含义，但能敏锐地察觉到日常生活的变动，分辨出现在和过去的不同。他们能感受到周围大人的神情变化和行为变化，因此家人可以用亲切、易懂和安抚的话语告诉他们生活发生的变化，比如："爸爸或妈妈身体不舒服，需要去医院看医生，这意味着接下来和你们在一起的时间会稍微短一些，不过别担心，家里会有你们熟悉的人陪伴你们，而爸爸妈妈看过病后很快就会回家。"如果需要带孩子一起去医院，记得要让他们知道，绝对不会把他们独自留在医院，他们会一直有人照顾。

对于3—5岁的幼儿，他们的认知还在逐步发展，对于癌症这样的复杂概念，他们还不能清楚地理解。他们会用比较简单直观的方式试图弄明白，比如，是不是因为自己做了什么淘气的事，或是有什么不好的想法，家人才会得癌症。他们已经对感冒这类疾病有所认识，但对于癌症还没有实际体验。在这段时间，他们可能会冒出一些奇思妙想，例如，认为是因为自己不肯睡觉，所以妈妈也没法好好休息；

或者觉得妈妈看上去很疲惫，是因为自己让她生病了。这时候，需要耐心地告诉他们，大人生病并不是他们的错，和他们做的事没关系。

6—8 岁的孩子刚刚步入学龄期，心理发育尚未完全成熟，虽然他们能大概明白普通疾病（如感冒）和严重疾病（如癌症）的区别，但可能并未真正接触癌症，难以深入理解其含义。

9—12 岁的孩子多半已经听说过癌症，甚至了解到身边有人曾患癌症，但对癌症的认知可能有误，比如误以为癌症会传染，或者认为每个患癌症的人都会死去。这个阶段的孩子有时会有一些看似天真的想法，比如，他们会认为"自己在学校表现不好，使得老师频繁打电话给家里，妈妈为此担忧不已，压力大到生病了"。因此，在这个阶段，不必告诉他们过多的细节信息，以免增添不必要的忧虑和压力。应当尽早告知孩子的老师和学校辅导员家里的情况，适时请求他们的帮助和支持。

13—18 岁的青少年心智日渐成熟，对癌症有了基础的认识，既能从医学角度理解癌症的本质，也能从生活和媒体上获取大量相关信息。他们能理解癌症的复杂性，但对癌症的认知可能并不完全准确，偶尔会存在误解，比如误认为癌症会传染。在这一阶段，成年人可以更细致地与他们探讨癌症的相关知识，帮助他们形成更全面、科学的认识。同时，他们也开始深入思考生死、生命的价值等问题，形成自己独特的见解。因此，成年人可以借此机会，与他们进行更为深刻、有意义的对话。

表 6-2 列出不同年龄阶段的孩子对疾病的认知、行为反应，以及家人如何与不同阶段的孩子相处。

与孩子谈论癌症确实不是一件轻松的事，因为每个孩子的理解程

表 6-2　不同年龄阶段的孩子对疾病的认知与行为反应

对疾病的认知程度	可能有的行为反应	可以作的准备
3 岁以下		
可以意识到父母和自己分离。	挑剔、胡思乱想、非常黏人； 睡觉或饮食习惯发生改变； 肚子绞痛； 轻微起疹子； 易怒、出现更多负面语言或行为； 吮拇指、赖床、儿语等。	请家庭成员或朋友帮忙，使家庭生活尽量正常化； 多进行肢体接触（轻拍背部、拥抱）； 放音乐给孩子听或帮孩子按摩。
3—5 岁（学龄前儿童）		
对癌症有些许了解； 认为自己是宇宙的中心，一切与自己有关； 也许相信"是因为自己不乖，所以父母得了癌症"。	吮拇指、尿床； 对黑暗、妖怪、动物、陌生人和未知产生恐惧，做噩梦，梦游； 说话结巴； 活动过度或缺乏； 对分离的恐惧加重，特别是在睡觉时间和去幼儿园时； 具有侵略性，打人或咬人。	共读一本关于生病的图画书； 共读关于噩梦或其他问题的故事； 告诉孩子日常生活将改变，但要向孩子保证不会遗弃他们； 提供简要的解释，必要时重复解释； 向孩子保证，并不是他们的行为导致患者生病； 请务必让孩子参与体育活动，消耗体能和减少担忧。
6—12 岁（学龄儿童）		
能了解癌症诊断的复杂解释，能了解什么是癌细胞； 也许仍然认为自己的坏行为导致患者生病； 能理解人会变老，父母会死亡。	急躁、哀伤、哭泣； 忧虑、罪恶感、忌妒； 头疼、肚子疼，尤其要去学校时； 故意和父母唱反调； 注意力缺乏、做白日梦、成绩退步； 畏缩，出现适应困难； 对行为表现、处罚或新情况的恐惧。	利用图画解释病症、治疗和结果； 向孩子保证，他们的行为或想法都不会导致癌症； 日常生活行程尽量不变动，维持常态； 告诉孩子如何能帮上忙； 告诉孩子患者对他们的关心。

对疾病的认知程度	可能有的行为反应	可以作的准备
13—18 岁（青少年）		
能思考； 想法更像成人； 能了解人是脆弱的； 能了解事件的复杂关系； 能了解症状的原因； 可能因恐惧和担忧拒绝参与讨论。	要求独立和像成人一样被对待； 情绪易怒、思想混乱； 批评父母处理病症的情况； 消沉、担忧； 轻易下结论； 退缩、消极； 肚子疼、头疼、起疹子。	鼓励孩子谈论自己的感受，他们多半会向朋友、老师或其他信任的人倾诉； 鼓励孩子维持正常的活动和交友； 不要期待孩子承担许多额外的责任； 提供更多关于疾病的信息和支持。

度不一样。在决定与孩子展开这场谈话之前，我们需要预先考虑好谈话的对象、时机、方式、内容以及如何表达。尤其是在患者的病情进入终末期，我们不得不面对生命即将终结，这也成为与孩子交流的一大挑战。

其一，明确和谁谈。理想情况下应由患者亲自告知孩子，前提是患者情绪稳定，能够冷静地和孩子谈论癌症，避免谈话过程中情绪突然崩溃，让孩子受到惊吓。如果患者无法独自面对，可以请一位孩子信任的亲友或医护人员共同参与谈话。在谈话过程中，患者和孩子难免会有情绪反应，如哭泣、害怕或忧虑，这时适度表达情绪是正常的，但也要确保情绪不失控。

其二，确定何时何地谈。最好的时间是确诊后，尽快向孩子解释发生了什么事情。选择一个合适的、安静的地点，确保不被打扰，这样交谈者更容易敞开心扉，孩子能够发表自己的看法。不要在入睡前告诉孩子。

其三，准备好谈什么内容。在谈论之前，成年人要事先作一些准备，不仅要准备告诉孩子什么信息，也要准备孩子可能会提出的问题。当孩子担心患者、想了解患者病情时，成年人最好能够耐心地向他们说明。

以下是一些和孩子谈论癌症时可包括的内容：

- 使用简单、直接的语言和简短句子，解释如何治疗癌症，是否存在副作用，治疗期间家庭生活会发生什么变化，治疗后患者会有怎样的变化，以及后续有哪些打算；
- 尽量准确地传达信息，模棱两可的回答只会让孩子更加焦虑；
- 即使悲伤笼罩，也要在谈话中给孩子传递希望，让他们明白生活中仍有积极的一面；
- 让孩子确信，无论何时，家人的爱和关怀始终伴随他们左右；
- 耐心倾听孩子的想法和感受，尊重并鼓励他们表达；
- 清晰明了地回答孩子的每一个问题；
- 可以反过来询问孩子对癌症的理解，以便了解他们掌握的信息，及时纠正误解；
- 关注孩子是否为患者感到担心，并提供必要的心理支持；
- 如果孩子表现出不当行为或有错误观念，应及时予以纠正和引导，既要让孩子了解事实真相，也要让他们有机会抒发内心情感。

其四，知道如何谈。之前已经提到不同年龄的孩子对癌症的理解各有不同，所以我们要依照他们的心理成长阶段来进行适宜的交流。在这个过程中，务必使用孩子能够理解的话语，实实在在地将事情讲清楚。谈话时我们要始终保持对孩子的高度关注，对他们的反应保持敏锐，对他们提出的问题真诚作答，同时不妨多提出一些问题，引导孩子勇敢表达自己的情感和观点。

在和孩子交谈关于癌症的话题时，我们要特别留意选用他们能够理解的语言。了解和孩子沟通的最佳方式，并据此调整关于癌症的信息。在交谈过程中，我们可以采用一些适合孩子理解的方法。举例来说，对于年纪较小的孩子，过于专业的词汇可能会让他们感到困惑，而采用比喻的手法则更为贴切易懂。如："我们的身体就像由许多小小的积木块组成，癌细胞就像不听话的积木，当身体有早期癌症时，就像有几块积木摆错了位置，医生的任务就是把不好的积木拿走。如果癌症扩散了，就像坏积木跑到别的地方，这时医生会努力控制坏积木，不让它们影响好积木的正常摆放。"

我们也可以用一种相当温和的方式引入，例如："接下来的日子里，家人需要接受一段时间的治疗。"以此告诉孩子家里将会有些变化。同时，要确保他们明白癌症不会传染，他们没有做任何让家人患病的事情，允许他们表达各种不同的情绪。我们可以问一些具体的问题，比如"当我每周二去做治疗时，你觉得怎样呢？"而不是问太笼统的问题，如"你感觉怎么样？"

最重要的是，我们要向孩子传递满满的爱和希望，尽管家人患病可能是他们不想听到的消息，但要让他们知道，一切都是为了他们好，我们会竭尽全力提供安全保障。

在和孩子进行此类对话之前，最好先找一个可信赖的人练习，让他们针对沟通方式和措辞提出建议，以确保对话尽可能温和。

下面提供一些温和且通俗易懂的说法以供参考：

关于癌症的解释："你知道吗，身体里有些细胞有时候会不听话，长得太快了，这就叫作癌症。医生已经帮我做了一个手术，把不好的细胞拿走了。现在，我还需要接受一些治疗，这样就可以确保那些调皮的细胞不再回来捣乱。如果你听到有人说癌症很可怕，那可能是因为他们不太了解。如果你想了解更多关于癌症的事情，随时都可以来问我，我会把知道的全部告诉你。"

关于家庭变化的解释："爸爸现在身体有点不舒服，但不用担心，因为妈妈和外婆都在家里帮你，照顾你的生活。每天早上，妈妈会送你去上学；放学的时候，姨妈会把你接到她家吃饭，等妈妈下班了，她会把你接回家。周末的时候，姨妈还会陪你去上你喜欢的兴趣班，所以一切都会像平常一样有条不紊地进行。"

有时候，我们需要通过多次谈话来逐渐传达这些信息，可能是在用餐时，饭后讲故事时，或是驾车出行的路上，这个过程可能持续几周、几个月，甚至几年。随着时间的推移，孩子逐渐了解更多详情，他们也需要足够的时间去消化和处理这些事情。我们可以询问孩子是否明白我们所说的内容，是否有什么疑问。同时，我们也要耐心倾听他们的疑惑，并以温和而诚恳的态度给出答案。不必急于一次性回答所有问题，关键是要保持沟通的连贯性。

在与孩子谈论癌症时，他们可能会有各种情绪起伏，比如愤怒、悲伤、忧虑，这些都是自然且正常的反应。要知道，孩子的情绪瞬息万变，我们应该让他们明白，无论他们有何种感受，都是正常的。与其劝说他们"别哭了，一切都会好起来"，不如换成一句暖心的话："哭一下没关系，愿意告诉我你现在有什么感受吗？"这样，孩子就能更自在地表达自己的情绪。

和孩子谈论癌症不只是单纯地解释，而是需要对孩子投入更多的关注和理解。不同于普通的闲聊，我们在与孩子探讨癌症问题时，要预先设想他们可能会问的问题或产生的感受，并为此作好准备。我们要鼓励孩子大胆提问，赋予他们自由表达的权利，给他们充分的时间去消化信息并提出疑问。在回答孩子的问题时，我们要诚实地传递信息，如果孩子在听到后选择沉默，也要告诉他们，任何时候有疑问或想法都可以随时来找我们倾诉。当孩子感受到我们随时都在，并且真心关心他们的想法时，会更有可能主动开启进一步的对话。

我们在与孩子谈论癌症时要注意：

- 尽量不要说谎；
- 不要说太多医学上的细节以及未公布的检查结果；
- 不要告诉孩子经济上的困难，除非这已经明显影响孩子的生活；
- 不要作出可能无法实现的承诺；
- 敢于说"我不知道"；
- 不要勉强孩子说一些话。

其五，如何谈论死亡。癌症终末期患者需要帮助孩子作好失去自己的准备，这非常艰难。与孩子交谈时，要用清晰、真诚的语言，让孩子明白亲人即将离世的真相。我们可以直截了当地提到"生命的终结""去世"等词语，而非采用"离开""不在了""走掉了"等含糊的说法，以免造成孩子对死亡本质的误解。比如，父母用"永远睡着了"来代替"去世"，年幼的孩子可能无法区分睡眠和死亡，进而产生恐慌，以为睡觉会导致死亡，或者期待逝者能够苏醒过来。

对于尚不完全理解死亡含义的 5 岁以下幼儿，我们可以尝试用他们能理解的比喻来讲述死亡过程，尽量简化表述，同时避免过于详细的描绘。比如，可以说："就像秋天的树叶从绿色变成黄色，然后飘落到地上不再生长，亲爱的 × × 将会离开我们，不再走路、呼吸、说话或是吃饭，但他／她的爱会永远留在我们心中，我们也继续深爱着他／她。"可以考虑借助绘本帮助年幼的孩子理解和接受死亡，如《永远有多远》《小鲁的池塘》《再见了，艾玛奶奶》《爷爷变成了幽灵》《一片叶子落下来》。

以下是一些与谈论死亡相关的话语，仅供参考。

孩子忧虑其他家庭成员是否也会遭遇类似情况时，可以这样说："亲爱的，尽管妈妈现在生病了，但爸爸、外公外婆还有爷爷奶奶都非常健康强壮，妈妈的病不会传给我们，所以你可以安心。大家都会尽全力保持身体健康。"

如果孩子误以为自己行为不当造成大人生病或死亡，可以耐心地解释："宝贝，你无须自责。妈妈得病并不是因为你做了什么坏事或说了什么不对的话。生命有它的规律，人们年纪大了，身体可能会慢慢变得虚弱；有时候，即使是年轻人，也有可能因为疾病或意外而离开我们，但这真的是非常罕见的情况。妈妈即将离开，我们都会感到难过和失落，甚至会有些生气，觉得世界不公平。不过，请记住，无论发生什么，全家人都会紧紧依靠在一起，相互关心和支持。妈妈深深地爱着你们每一个人，即使有一天妈妈的身体不再存在，那份爱却永远不会消失，它会一直伴随着你们。"

如果孩子对大人死后去向及身体变化感到好奇，可以温和地说明："一个人去世后，他的身体就像一台停止工作的机器，不再有感觉，不会感受到疼痛、快乐、饥饿或者悲伤。他的身体就像熄灭的蜡烛，回归平静，不再醒来，但这并不代表他彻底消失了。我们会怀念他，在我们的心中，他会以另一种形式永远陪伴着我们。"

父母的表现对孩子的影响

患者的情绪状态深刻影响着孩子的心理状态。比如，对乳腺癌患者的孩子来说，母亲若深受心理困扰，这会增加孩子适应困难的风险。母亲较高水平的焦虑和对乳腺癌特有的困扰，容易导致孩子出现更多内化心理问题。

父母如何应对疾病，也直接影响孩子如何应对疾病。如果父母采取开放透明的沟通方式，如向孩子坦白病情并公开讨论，孩子就有更多机会选择适合自己的应对方式，更容易得到有效的支持。相反，如果父母选择闭口不谈，孩子为了迎合父母而装作若无其事，反而可能导致孩子压抑真实感受，无法妥善处理情绪。有的父母没有确切地告诉孩子自己的真实病情，只说正在全力以赴对抗病魔，这会让孩子感到不确定性，从而增加焦虑感。有人坚信疾病可以治愈，并以诚实的态度与孩子分享癌症的详细信息，包括预估的生存期限等，这让孩子对未来更有把握，心态更加平稳。

在家庭生活中，一些成年患者会让孩子适度参与照顾事宜，但必须注意不要让孩子承担超出年龄范围的家庭责任。比如，一些母亲可能会让女儿分担较多的家务，承担过多的家庭责任，这样做可能让亲子关系变得紧张。特别是家庭中有多个孩子，这种做法可能会使女儿和母亲之间的关系变得疏远。

给予孩子力量与支持

其一，建立真诚的对话是关爱孩子的首要之举。父母可以坦诚地分享自己面对癌症的心情，并鼓励孩子吐露心声。作为父母，首先得深入了解孩子的成长阶段、认知程度、个性特点以及家庭一贯的沟通模式。在与孩子交流时，考虑这些要素至关重要。经过深思熟虑，父母可以选择一个合适的时间和场合分享信息，比如利用周末充裕的时间，一家人坐下来平静地探讨和解决问题。当孩子表示不愿意交谈时，切勿硬逼他们开口，因为这样非但无助于沟通，还可能适得其反。诚然，能够理性地讨论疾病并获取支持是一件好事，但如果不顾及孩子的接受程度强行展开话题，则会让孩子感到不适。

其二，增加陪伴孩子的时间以传递情感支持。可以一起享受阅读、观看电视节目、画画、捏橡皮泥，或是进行有趣的亲子游戏，聊聊日常生活中的快乐点滴。这些共享时光有助于增进亲子交流，激发孩子的积极情绪，并为他们提供恰到好处的情感慰藉。即便在医院环境中，也能创造温馨时刻，比如陪孩子参观病房和相关设施，一起探索那些看似陌生的医疗器械，演示病床升降的操作，这些都是孩子可能好奇且能带来轻松愉快体验的活动。此外，可以和孩子一起阅读描绘人体结构的书籍，告诉孩子癌症发生在哪个部位；或者借助玩偶游戏模拟治疗过程，让孩子理解患者的身体状况。鼓励孩子用图画或文字表达对家人患病的感受，分享战胜癌症的励志故事，诵读鼓舞人心的诗句、歌词，以此汲取力量。这些方法不仅增加了我们陪伴孩子的时间，更强化了亲子间的情感联结和深度互动。面对困境时，父母可通过实际行动来关爱孩子并协助孩子渡过难关。

其三，维持家庭日常秩序。尽力使家庭日常生活节奏和习惯保持常态，鼓励孩子继续参与他们喜爱的活动，这些活动将成为他们在混乱中的精神支柱。坚持作息规律，让孩子在不确定中有个可依赖的基石，明白尽管外界多变，父母仍会保障他们的生活有序且安全。邀请孩子参与家务，根据他们的年龄分配合适的任务，比如年纪稍大的孩子可以帮忙照顾弟弟妹妹或折叠衣物。青少年则可以承担更多责任，但要把握好分寸，避免造成额外的压力。父母可以适时给予表扬或奖励，同时提前预见可能出现的各种情况，比如可能错过接孩子放学的时间等。

其四，鼓励并支持孩子进行创意表达与艺术疗愈。孩子常常通过创作来抒发内心世界，绘画和艺术疗法是开启亲子沟通的有效途径。可以全家一起参与创作，各自画出对疾病的理解和感受，这样既有助于减轻孩子在讨论癌症时的不适感，也有助于父母了解孩子的内在需求和困惑。年纪较大的孩子可以尝试写日记，记录心情，甚至制作家庭回忆录或照片集，留存美好瞬间。

其五，扩大支持体系。充分利用亲戚、朋友、学校和社区资源，共同为孩子搭建全方位的支持网络。年幼的孩子需要专人照料，以保证正常的作息和熟悉的生活环境，而对于青少年，则要关注他们的学校生活、朋友圈互动与其他活动的延续。

其六，在家庭面对挑战时，稳固孩子生活的其他方面至关重要。如果孩子不愿意与生病的父母直接交谈，可以引导他们向信任的长辈、亲戚或同龄伙伴寻求支持，比如祖父母、叔叔阿姨或哥哥姐姐等，培养孩子与他人之间多元的联系。同样，父母也可主动帮助孩子找到聆听他们心声的人，这样孩子就能拥有情感宣泄的出口，更好地适应生活的变化。父母可以问孩子在学校与谁交谈最舒服，并鼓励他们与那个人交流。

其七，父母可以联络学校里的可靠人士，比如孩子同学或好友的家长，以便及时掌握孩子的学业进度和课外活动信息。同时，告知学校孩子家中的情况，以求获得更多来自学校和社区的支持。尤其在父母患癌的情况下，学校能提供有力的援助，也能反馈孩子是否出现异常行为。

其八，如果家庭结构复杂或父母关系紧张，尤其是离婚家庭，构建良好的支持环境更具挑战。此时，或许可以借助家族中的长者或者专业心理咨询师的力量，帮助孩子克服困扰。

其九，参加互助团体。加入专门针对家庭中有父母患癌的儿童及其家人的互助团体，这些团体通过心理教育和社交网络建设，提升父母的育儿能力和保障孩子的生活质量。孩子可以通过绘画、游戏等方式学习癌症知识，释放情绪，增强应对能力。

其十，陪伴孩子探望患者。对于不愿去医院的孩子，父母耐心探寻背后的原因，如有恐惧，可以提前做好心理辅导。若孩子希望在家等待亲人康复而非前往医院探访，应当尊重这一选择，并寻找替代的沟通方式，如视频通话等。探访期间，确保有亲近的成人在场陪伴孩子，事后关心孩子探访过程中的感受，耐心倾听，并解答他们的问题。

其十一，正确引导孩子面对离别。当患者病情严重，鼓励孩子与患者面对面交流，表达情感。医护人员可以指导家庭成员如何在患者临终前进行有效的沟通。若未能在患者生前告别，孩子可在葬礼或其他悼念活动中寄托哀思。对于无法到场的孩子，可以通过写信、制作纪念品等替代方式表达哀思。

其十二，帮助孩子应对丧失与哀痛。当亲人离世，帮助孩子保存与逝者有关的记忆和遗物，让他们知道逝者虽已离去，却会在心中永存。随着时间推移，孩子会逐渐感受到周围还有许多爱护他们的人，这将慢慢填补心中的空缺。失去亲人后，尽管痛苦不可避免，但我们要坚信孩子具有自我疗愈和向前走的力量。通过亲友的关怀与支持，以及自身的努力，孩子能够学会接纳丧失，走出悲伤。

第七章

当生命步入尾声：

诠释生命的意义

在癌症终末期这个充满挑战的阶段，不仅患者本人身处巨大困境，身边的亲人也承受着严峻考验。我们之所以要探讨癌症终末期患者及其家人的内心世界，是为了深入认识他们可能出现的心理反应，提供有效的支持与应对策略。要切实改善癌症终末期患者的生活品质，离不开亲友、医护人员乃至整个社会的共同关怀与协作。

在护理癌症终末期患者的过程中，姑息治疗和临终关怀有至关重要的作用。我们清晰地区分了这两个概念的差异，并细致描绘它们的具体实践步骤和要素，目的是辅助患者及其家人作出最适合当下情况的选择。除了必要的医疗护理措施，家人在患者临终之际也需要作好心理调适和生活规划。为此，我们提供了一系列实用建议，协助他们走过这段艰难旅程。

癌症终末期患者及其家人的身心特点

癌症终末期患者常常要同时面对身体病痛、心理困扰、对生命意义的深度思索以及人际关系的种种忧虑。疼痛管理是癌症治疗的重要一环，尤其在生命临近尾声时，缓解痛苦显得更为紧迫。不仅要注意癌症患者的身体剧烈疼痛、体质下降和生理功能受限等身体痛苦，更要关注他们临终阶段的心理健康和心理痛苦。例如，他们可能会因对死亡的畏惧、对亲人未来的担忧、某些化疗药物对情绪的影响以及对解脱的渴望而备感挣扎。

癌症终末期患者常常陷入抑郁与绝望的情绪漩涡，越是接近生命的尽头，这种消极情绪就越强烈。生理折磨极大地消耗了他们的精力并降低了生活质量，但心理层面的苦楚才是决定生活质量与幸福感的关键所在。安德森（Wendy G. Anderson）等人分析了281名癌症晚期患者的415次就诊录音音频，结果发现，患者普遍存在的负面情绪包括焦虑（约占46%）、恐惧（占25%）和抑郁（占12%）等，患者关心的话题涵盖了症状与功能障碍（占66%）、医疗诊断与治疗（占54%）、社会问题（占14%）等方面。数据显示，心理困扰和心理障碍在癌症终末期患者中普遍存在，大约半数的患者符合某种心理障碍的诊断标准，最常见的包括适应障碍（占11%—35%）和重度抑郁症（占5%—26%）。

焦虑情绪会让患者生活质量下降，失眠加重，削弱对医生的信任，降低治疗配合度，这也是癌症终末期患者寻求心理支持的主要原因之一。癌症终末期患者中，焦虑障碍的发生率为2%—14%。焦虑不仅影响治疗效果和患者寿命，而且与抑郁障碍高频率共存，严重损害患者的心理健康，甚至增加患者对死亡的渴望。

对死亡抱有渴望在癌症终末期患者中并不罕见。研究发现，抑郁和绝望感的加深以及精神心理状态的恶化是患者渴望早日解脱的强预测指标。奥马霍尼（Sean O'Mahony）等人的纵向研究也显示，抑郁症的改善能有效减轻癌症疼痛患者对死亡的渴望。威尔逊（Keith G. Wilson）等人的研究表明，极度渴望死亡但并无其他心理障碍的癌症终末期患者，往往因身体痛苦和社会难题而备受煎熬。罗森费尔德（Barry Rosenfeld）等人对癌症终末期患者的研究发现，他们对死亡的渴望具有较强的波动性，甚至在生命的最后几周仍会发生变化。

此外，患者还会对即将到来的死亡产生哀伤反应，即预期性哀伤，癌症终末期患者可能会因即将失去隐私、尊严、财务自主权、家庭地位等而感到哀伤。预期性哀伤是指个体在明知自己即将离世时所体验到的哀伤情绪，在癌症终末期患者中尤为常见。他们不仅要面对自己的死亡，还要与身边的人告别，这些丧失经历都会触发他们的哀伤反应，影响心理健康。预期性哀伤与焦虑、抑郁不同，能够很好地预测患者的无助感。安德森等人分析发现，癌症终末期患者对身体症状的情绪反应背后，往往是对死亡的恐惧和焦虑。因此，预期性哀伤也是需要重点关注的癌症终末期患者的心理问题。

癌症终末期患者需要各种形式的支持，比如控制症状、生活协助、情绪安慰、信息获取、经济援助等。一项针对意大利 13 家姑息治疗中心 94 位癌症终末期患者的访谈研究发现，他们最常遇到的未被满足的需求包括：症状控制（63%）、生活自理能力（62%）以及情感支持（52%）。同时，个人护理、信息获取、有效沟通等方面的需求也常常得不到满足。未满足需求的患者往往承受更多的心理压力和身体不适。深入了解并满足癌症终末期患者的具体需求，能够为他们创造更舒适的生活条件，从而有效提升生活质量。

来自家人、朋友、医护人员以及心理专家的支持对提高患者的生活质量至关重要。多项研究指出，患者感受到的社会支持能提高他们的生活质量，减轻心理困扰，还能减少他们内心的冲突和自杀想法。鲁埃达（José-Ramón Rueda）等人发现，非侵入性干预，如心理治疗、心理社会干预和教育干预，能够提高肺癌患者的生活质量，增强幸福感，凸显了社会支持和心理专业人员在癌症患者护理中的重要作用。同时，多数癌症患者期望医生能与自己探讨死亡话题，并希望医生能运用情绪支持技巧帮助他们应对癌症。

提升癌症终末期患者的生活质量，需要家人、朋友、医护人员以及社会各界共同努力。家人和朋友应当主动与患者沟通，了解并关注他们尚未得到满足的需求，鼓励他们以合适的方式表达情绪，给予积极的支持和关爱。当患者饱受疼痛、疲乏等身体症状的折磨时，家人和朋友应密切关注其生理状况，与医疗机构或临终关怀团队保持紧密联系，采取有效措施减轻患者的病痛。患者常常会觉得自己成了别人的负担，例如医疗费用、照顾压力、亲友精力的付出等，家人和朋友要及时向患者表达关爱与理解，帮助他们缓解心理压力。医务工作者需要适时与患者讨论癌症相关的信息，但同时要尊重患者的选择，因为有些患者希望详细了解病情，而有些则倾向于保留一定的希望空间。我们应当坚持以患者为中心，尊重其意愿，在满足其需求的同时，全面提升他们的临终生活质量。

家人是提供实际照顾和情感慰藉的主要力量，但大部分家人在此之前可能并未有过照顾病人或应对类似问题的经验，也不知该如何妥善处理自己、患者以及其他家庭成员的心理压力。

家人在面对癌症患者时，实际承受的压力往往超过患者本身。一方面，目睹患者承受的痛苦，家人也会感到心理上的煎熬，生活质量也随之下滑；另一方面，随着对患者照顾难度的加大，家人会遇到更多心理挑战，这无疑会妨碍他们为患者提供有效的护理。此外，患者病情的恶化、医疗决策的纠结，以及对未知的恐惧等众多因素，都会给家人带来巨大的身心压力。哈什米（Maryam Hashemi）等人对一些患者的家人进行半结构化访谈，结果显示，家人在照顾癌症终末期患者时会遇到诸多难题，例如缺乏足够的家庭支持，长期照顾导致自己身心疲惫，生活质量明显下降等。这些挑战交织在一起，使家人照顾患者的境况变得既艰难又复杂。

家人在照顾癌症终末期患者时，往往会面临严重的身心健康问题和心理社会压力。阿雷亚（Neide P. Areia）等人发现，高达 66% 的癌症终末期患者的照料者承受着高强度的情绪困扰，而 69% 的家人存在抑郁高风险，72% 的家人表现出明显的焦虑倾向。与患者自身相比，家人通常更为焦虑。此外，有研究发现，家人体验的焦虑通常与不佳的应对策略、感知到的重负紧密相关，特别是年轻患者的家人，他们往往承受更大的压力。

面对亲人即将离世的现实，家人常常会感到威胁、无助，经历强烈的情绪冲击。哈什米等人的访谈研究发现，家人表达了他们的内心感受，即使明白死亡是每个人必经的历程，但想到挚爱之人即将离世，那种痛苦依然令人不堪重负。因此，在癌症终末期阶段，患者的家人也会深深感受到预期性哀伤，即在亲人离世前就开始经历哀伤的过程。

姑息治疗：活出生命的质量与意义

在癌症终末期这个特殊的阶段，每个人追求的照顾方式各有不同。有的人仍在寻求参与临床试验，期盼继续治疗；有的人则选择专注于舒缓症状和提供心灵关怀的姑息治疗，或者是专为临近生命终点设立的临终关怀服务。

世界卫生组织提出，姑息治疗是一种全面且积极的关怀方式。它致力于帮助生命受到疾病威胁的患者，包括减轻疼痛和其他身体不适，同时关注患者的心理、社交和灵性需求，确保患者和家人都能享受到尽可能高品质的生活。

　　临终关怀是指当病情已经无法逆转时，专门为癌症患者及其家庭提供的综合医疗、心理和精神支持。虽然临终关怀和姑息治疗都是为了给患者提供安慰和舒适，但姑息治疗贯穿了患者整个治疗过程，而临终关怀更侧重于在生命最后一程给予患者及其家人最为贴心的支持与陪伴。

　　姑息治疗由一支充满爱心的专业团队来实施，包括医生、专业的姑息治疗顾问、接受了专门训练的护士以及社会工作者。他们齐心协力，主要帮助患者更好地应对和控制各种病症，给予贴心的心理和社会支持，以及协助患者和家人共同作出明智的决策。这样的治疗方式不仅能大幅提升照顾患者的质量，还能有效减少过度依赖医疗服务。参照 2012 年版本《NCCN 临床实践指南：癌症姑息治疗》可知，姑息治疗是一种整体的、全方位的关怀过程。表 7-1 详细介绍了姑息治疗的具体流程和服务内容。

表 7-1　姑息治疗的流程和内容

流　程	内　　容
筛查	对所有癌症患者进行姑息治疗筛查，并在必要时重新筛查
评估	对患者进行全面的身体、心理、社会和灵性评估
预估生命周期	对患者的预期寿命进行评估，以确定何时开始姑息治疗
姑息治疗干预	对患者的身体、心理、社会和灵性困扰提供综合性治疗，包括疼痛和症状管理、心理社会支持、宗教和灵性治疗等
重新评估	定期重新评估患者的身体、心理、社会和灵性状况，以确定是否需要调整姑息治疗计划
死亡后干预	为患者去世后的各项事宜提供支持，包括处理患者遗物、为家庭成员提供哀伤辅导等

巴基塔斯（Marie Bakitas）等人对 322 名美国癌症终末期患者进行研究，结果显示，重点接受姑息治疗的患者相较于仅接受常规癌症治疗的患者，拥有更好的生活质量及心理健康状态。类似地，戈梅斯（Barbara Gomes）等人对家庭姑息治疗进行研究，发现这种治疗方法能有效帮助癌症患者减轻痛苦。值得注意的是，对癌症终末期患者采取姑息疗法，不仅能惠及患者本人，还能缓解家人的压力，改善家人的情绪。

美国临床癌症学会指出，更早进行姑息治疗"可以缓解症状，提高患者的生活质量和满意度，减轻照料者的负担"。研究也反复证实了这一点，早期进行姑息治疗对癌症终末期患者确实有积极影响。兹门曼（Camilla Zimmermann）等人发现，及早应用姑息治疗能显著提升患者的生活质量，包括他们生命晚期的生活质量、症状控制以及护理满意度。在转移性非小细胞肺癌患者中，早期姑息治疗能提高患者的生活质量、情绪状态，增强他们的活力，同时延长生存期。另外，尽早将姑息治疗融入癌症终末期患者的治疗计划，可以使他们更容易接受临终关怀服务。

临终关怀：赋予生命结束应有的尊严与安宁

临终关怀的核心是提供优质且人性化的医疗照护，它并不追求延长生命，也不刻意加速或延缓死亡的到来，而是专注于帮助癌症终末期患者在有限的时间里过得更有质量、更加舒适。

临终关怀的精心护理，能够大大减轻患者的痛苦，显著提升临终阶段的照护水准。对患者而言，临终关怀所提供的护理环境和服务与患者的期望相一致，而且家庭成员通常认可临终关怀的质量与效果。相较于在生命最后阶段接受较高强度治疗（如入住重症监护室等）的患者，选择临终关怀的患者往往拥有更高的生活质量，并且他们对临终关怀服务的满意度更高。持续接受临终关怀服务，患者能减少进出医院，比如急诊就医和入住重症监护病房的次数，并降低在医院离世的概率。这样不仅提升了护理服务质量，还节约了医疗资源开支。临终关怀如同一道温暖的光束，照亮了癌症终末期患者及其家人的最后一段旅程，让他们在生命的尾声感受到尊重、关爱与宁静。

以下展示了临终关怀干预方案的一般元素：

- 控制疼痛和其他症状，例如呕吐、恶心；
- 管理用药；
- 提供食物、营养建议与支持；
- 护理和教育，协助改善行为与睡眠；
- 规划未来治疗决定和护理目标；
- 提供资源，例如家居护理所需设备；
- 帮助家庭成员共同讨论敏感的问题；
- 转介其他服务，比如家庭帮助和经济支持；
- 满足文化需要；
- 提供情感、社交、精神支持；
- 为患者、家人、护理人员提供心理咨询和支持，帮助他们应对哀伤；
- 转介临时护理服务；
- 患者去世后为家人提供丧亲关怀。

美国全国优质姑息治疗共识项目提到，优质的临终关怀服务应当把患者逝世前后对家庭成员的关怀和支持视为核心环节之一。许多研究都证实了临终关怀带给癌症患者家属的诸多益处。比如，克里斯（Alison E. Kris）等人发现，接受临终关怀服务的家庭成员，在亲人离世后较少出现严重的抑郁症状。临终关怀犹如坚实的后盾，让家人得到更多的关爱与支持，有助于他们重建亲密关系，提升家庭凝聚力和幸福感。同时，通过临终关怀，家人在患者去世后的未竟心愿会变得更少，并且在面对亲人离去时能展现出较好的心理调适能力，这意味着他们患精神疾病的风险更低，承受的心理痛苦也相对减轻。此外，有研究发现，接受临终关怀服务的患者的伴侣在丧偶后，其平均寿命要比未接受此类服务的伴侣更长。可见，临终关怀不仅支持了患者最后的日子，也温暖了亲人的心灵。

临终关怀的目标是提升重症疾病或临终疾病患者的生存质量，并为他们的家人提供支持。临终关怀有一系列好处：

- 症状管理支持。临终关怀专家可以帮助患者进行症状管理和疼痛管理。

- 提高生存质量。有研究表明，接受临终关怀的患者要比接受传统治疗的患者生存质量更高。

- 降低抑郁风险。临终关怀提供越早，抑郁风险越低。

- 更长的存活期。接受临终关怀服务的患者存活期更长。

- 为作决定提供支持。临终关怀专家可以为严重疾病患者及其家人在护理决策、疾病治疗方案、调控情绪等方面提供支持。

- 支持家人和照料者。临终关怀会为家人和照料者提供指导及情绪支持。

- 提升照料者的满意度。临终关怀可以同时提升患者和照料者的满意度。

对于临终关怀，需要澄清以下五个常见的误解。

其一，必须等到疾病处于晚期阶段或者生命末期才能接受临终关怀。（×）

很多研究表明，临终关怀越早开始越有效，在获知被诊断为癌症晚期时开始最有效。

其二，临终关怀必须在医院进行，不能在家中进行。（×）

虽然很多人习惯性地认为临终关怀只能在医院里进行，但实际上，为了让患者在熟悉的家中更加舒适、安逸地度过最后时光，如今越来越多的地方已经开始提供居家临终关怀服务，医疗设备也能送到患者家中。然而，并非所有地区都可提供这项服务，所以最好咨询当地的医院及相关工作人员，了解是否可以选择在家中接受临终关怀。

其三，临终关怀意味着选择死亡、等待死亡，是可怕的。（×）

选择临终关怀并不意味着选择死亡，而是选择更好地活在当下，追求高质量的生活。临终关怀病房并非阴暗恐怖之地，反而安静祥和、充满人文关怀，比如有些病房装饰着柔和的色彩和温馨的照片墙，洋溢着温情与美好。

临终关怀服务还会帮助患者整理人生回忆，比如创建"生命故事书"，让患者回顾和记录美好往事以及成功经历，这样不仅有助于提升患者的自尊自信，还能有效减轻对死亡的恐惧。正如一位患者所言："生老病死乃自然规律，既然活着，就该快乐地过每一天，死亡来临不必害怕。但现在生活如此美好，自然希望能多活一天是一天。"

选择临终关怀并不是放弃对生活的向往，而是重新审视和界定希望的含义。虽然可能无法治愈疾病，但临终关怀能让患者将焦点转移到眼前的人际关系上，回味过去的成就和美好，珍视与亲朋好友的美好时光，在当下找到平静和舒适，甚至在面对生死之际获得新的领悟，这也是一种希望和价值体现。例如，有一位 80 多岁的老人遗憾自己和老伴未曾拍摄婚纱照，于是医疗团队联系了化妆师、摄影师和志愿者，在医院为这对老夫妇拍摄了一套温馨的婚纱照。另一位热爱花草的老人，在病房中摆满了生机勃勃的盆栽，生命末期时将它们赠予了护士，让大家轮流照顾。这些花草虽然源自这位老人，却给无数后来者带来了欣喜，如果知晓它们背后的故事，人们定会倍受感动。生命虽有长短，但精神能以各种形式传承并影响他人，充满了无限可能。

有些临终关怀病房还会设立"生命之树"，用离世患者的名字点缀树冠，以此纪念逝者。同时，还会保留每位患者的关怀手册，详尽记载他们的生平事迹，包括出生和离世日期、性格特点、兴趣爱好、家庭成员、一生经历等，这样的方式赋予了患者生命落幕的尊严。

其四，临终关怀只关注患者。（×）

临终关怀不仅给予患者关怀，也包含对其家人的贴心照顾。在临终关怀的过程中，尽管坦诚交流对患者和家人来说可能是一项挑战，但正是这样的交流能拉近他们之间的情感距离。比如有这样一个真实故事，家人出于不忍，请求医护人员隐瞒患者身患胃癌的实情，转而告诉他是胃溃疡；而患者对自己的真实病情心知肚明，却同样出于保护家人的善良动机，选择不向家人透露。当医护人员了解到这一状况后，鼓励他们开诚布公地交谈。当真相浮出水面，双方都卸下了心头的重负，一方无须再编织谎言，另一方也不必再假装无知，而患者也借此机会表达了自己内心深处的愿望，得以在最后的时光里没有遗憾。

临终关怀病房就如同许多家庭的温馨港湾，在这里，患者家人同样是关怀的重点。他们陪伴患者走向生命的终点，之后还需在哀痛中重新适应生活，这往往需要很长的时间。因此，临终关怀同样注重为家人提供全方位的支持，包括心理疏导、社会援助以及精神慰藉，让他们在面对生死离别的过程中，能得到有力的支撑和温暖的陪伴。

其五，临终关怀意味着不再提供药物和治疗。（×）

临终关怀服务始终致力于通过药物和医疗手段来减轻患者的痛苦与不适，确保他们尽可能舒适地度过生命最后的时光。当患者入住临终关怀机构后，医护团队首先会使用生命体征评估工具来全面了解患者的状况。这个评估会涉及诸多方面，如进食吞咽、体力与活动能力、年龄、呼吸状况、意识清醒程度、心跳、营养状况、器官功能、体温、血压、排尿量、水肿等各方面指标，并通过打分来量化评估患者的生命状态。

根据评估结果，医护人员会初步预测患者的生存期，并以诚挚的态度告知家属，以便他们有足够的时间为患者离世作好心理和物质准备，并采取适当的医疗干预措施，比如合理的药物治疗。举个例子，有一位年轻的女性患者，癌细胞已广泛转移，身体疼痛以致难以起床，稍微受到触碰，她就会痛苦不堪。医护人员通过生命轨迹评估预测她大约还有一个月的生命。在这种情况下，首要任务是帮她有效控制疼痛。于是，医生为她制定了一份详细的治疗计划，每隔两天给她服用一次止痛药物。在药物的帮助下，患者的疼痛逐渐得到缓解，精神状态也有了显著的改善，最终她在没有痛苦的状态下，平静且有尊严地走完了生命的最后一段旅程。

死亡教育和姑息治疗教育是推动临终关怀进步的重要基石，在英美等发达国家，这两方面的教育体系已逐步成熟和完善。然而，在中国，由于人们受到传统观念的影响，如与"死亡""孝道"有关的观念影响人们的临终关怀方式，"因果报应"等观念也影响患者心理，这些使得推广临终关怀面临一定挑战。因此，为了转变民众对死亡的避讳态度，以及让更多人接受临终关怀和姑息治疗的理念，我国需要加强相关教育。

尽管临终关怀与姑息治疗在我国逐渐受到重视，但这方面的教育现状仍有待改善。比如，我国在临终关怀与姑息治疗的实际操作中还存在诸多问题，包括医护人员对临终关怀、死亡教育等相关知识掌握不足，对姑息治疗技术的运用以及患者生存期的准确预估能力也有待提高。

展望未来，我们需要积极推动死亡教育、姑息治疗教育以及临终关怀教育的普及和发展，尤其要关注和提高癌症终末期患者的生活质量。同时，临床工作者应当积极探索和构建符合各地域、各类人群特点的个性化临终关怀服务模式，比如针对重症儿童、老年患者、青年患者等不同年龄段人群提供有针对性的关怀模式，让临终关怀理念更好地融入我国本土文化背景，打造出具有中国特色的临终关怀服务体系。

陪伴患者走完最后一程

随着癌症终末期患者身体和精神状况的逐渐恶化，亲友难免会萌生预期性哀伤的情绪，比如即将失去亲人的恐惧。这种预期性哀伤表现为对即将来临的丧失产生广泛反应，涵盖哀伤、抑郁、焦虑、烦躁、愧疚等情绪，以及出现日常生活功能损伤。亲友经历的预期性哀伤可理解为，他们在面临亲人生命垂危及预见即将发生的丧失时所作出的反应。

许多研究证实，预期性哀伤的症状，如与创伤痛苦、分离痛苦和情绪问题相关的表现，能够显著预测患者家人日后可能出现的病理性哀伤。预期性哀伤严重的家人，生活质量和幸福感都偏低。哈德森（Peter L. Hudson）等人对墨尔本 302 名癌症患者家人进行测量，发现约 15% 的照料者存在严重的预期性哀伤，且伴有焦虑或抑郁障碍的照料者的预期性哀伤程度更高。预期性哀伤还会影响家庭功能和成员间的关系，加重照顾负担，降低照顾积极性和照顾质量，从而难以充分满足患者的需求。

尼尔森（Mette Kjaergaard Nielsen）等人提出，当癌症终末期患者的家人获得更多的临终关怀信息，从全科医生、社区护士或社群网络等渠道得到支持，他们能更好地为预期性哀伤作好心理准备，从而减轻其带来的不良后果。研究还显示，家庭成员若对死亡有足够的心理准备，患者去世后，他们会出现更低水平的抑郁、延长哀伤，以及较少的强烈情绪反应，更能采取积极的应对方式。

温（Fur-Hsing Wen）等人对 393 位癌症终末期患者的家人进行了调研，发现他们对患者死亡的准备状态大致分为四类：完全没有准备、仅有认知层面的准备、仅有情感层面的准备和充分准备。在患者生命的最后六个月，40%—43% 的家人处于充分准备状态。随着死亡临近，仅有情感层面的准备和完全没有准备的家人的比例有所降低（分别从 19.5% 变为 6.5%，从 21.0% 变为 8.2%），而仅有认知层面的准备的家人的比例则明显上升（从 16.3% 变为 44.4%）。这意味着，约四成的家人对患者的死亡已有充分准备，但在患者生命的最后阶段，临床工作者还需要协助更多家人在情感层面作好准备。

在面对死亡的心理准备过程中，家人会遭遇来自医疗、实践、心理、社会、灵性等多个层面的不确定性。这时，沟通成为作好认知、情感和行为准备以及应对不确定性的关键途径。有效的沟通包括获取清晰、可信的信息，以及来自医护人员、亲友和社会心理工作者的关爱。信息沟通的内容既包括医学知识（如了解患者的病情），也包括实际问题的解决（如指派决策人、管理财务、记录治疗偏好等）。在与患者谈论癌症的阶段、未来规划、对死亡的恐惧、临终愿望等话题时，我们要传递关爱与关切。尽管沟通不易，但回避只会让问题加剧。因此，我们需要准备好进行沟通，提前练习或许能让我们在沟通时更为从容。家人不妨选择一个安全、舒适的环境与患者对话，耐心倾听患者的心声，真诚地表达自己的感受。

作好临终前的准备

随着病情的恶化，癌症终末期患者的身体机能逐渐减弱，身体不适也会日趋严重。特别是在生命的最后阶段，患者最常见的症状是极度疲倦和呼吸困难。尤其当呼吸急促不受控制时，会给患者和家人带来极大的恐慌与劳累。由于疾病晚期带来的疼痛往往会加重，因此为癌症终末期患者提供有效的镇痛措施至关重要，这也是患者和家人极为关注的问题。值得庆幸的是，临终关怀服务也能在这方面给予患者有效的帮助。

当察觉到患者即将离世的迹象，或者收到医生的相关告知时，家人可以适时地开始咨询本地的殡仪服务机构，了解丧葬的各项准备工作，比如为逝者准备寿衣、香烛、灵位等，并及时与附近的墓地陵园取得联系。家庭成员面对亲人离世的反应各异，有人选择留在逝者身边陪伴，也有人选择暂时离开以调整心情。有些家庭希望聚在一起，静默守候，相互慰藉，共同回忆过去的点点滴滴。在患者离世后，家人还需要完成一系列必要的事务，如迅速通知其他亲友，安排告别仪式，同时办理死亡证明、户口注销手续，再到公证处、银行、房产部门等进行相关的财产处理工作。尽管这一切准备起来并不轻松，却是必不可少的过程。

下面列举了临终前需要着手准备的一些事项，可供参考：

其一，接受并逐渐适应生命的有限性和死亡的到来，虽然这是一项艰巨的任务，但我们仍需勇敢面对。当我们勇敢正视现实，就能够更好地珍惜剩余的时光，思考如何妥善安排后续事宜，学会勇敢抵抗对死亡的恐惧。我们都希望能够平静和有尊严地离开这个世界，逐步面对和接受现实，有助于临终患者设想如何、在哪里、与哪些人一起度过最后的日子，让他们能按照自己心中的意愿，没有遗憾地告别。

其二，协助临终患者制定遗嘱，这是一个至关重要的环节。公正公平地分配财产和遗物，不仅有利于家庭内部的和睦，而且那些看似微不足道的物件，也可能承载着深厚的情感价值。整理大小财物的过程，也是患者回顾过往人生、铭记宝贵记忆的良机。

其三，预先设想和安排，让葬礼真正体现逝者的个性、人际纽带和信仰，确保一切都能按照逝者的心愿进行。葬礼不仅是对逝者的告别，也是对生者的疗愈。它为我们提供了一个庄重的仪式，帮助生者更好地抚平悲痛，适应没有逝者的生活。

其四，鼓励表达哀伤和进行告别，不论是患者还是家属，任何情感反应都是自然且正常的。尝试敞开心扉，彼此表达深深的眷恋和无尽的爱意，这将有助于家人在面对离别时，心中不留遗憾。

其五，回顾生命历程。这是大多数人都愿意去做的事情。他们会讨论自己生命中的成功、遗憾、期待、梦想、懊悔等经历。有人会选择向曾经无意或有意伤害过的人道歉，如果现实中难以实现，也可以选择书面或录音的方式表达歉意。同样，有人会选择宽恕那些曾经伤害过自己的人。

其六，了解并熟悉临终前可能出现的症状，这有助于患者和家属提前作好心理和实际准备。

在电影《非诚勿扰2》里，李香山被确诊为黑色素瘤，在生命尽头，好友秦奋为他举办了人生告别会，与亲朋好友告别，请他们上台发言，聊往昔，聊人生，也回顾自己的一生，为自己的一生作了"爱过，颓过，活过"的总结。有人观影后留言："人生告别会，让我们对生命的逝去和重生，有了无尽的思考。"

第八章

心灵绿洲：
常用的社会心理干预工具

　　近年来，大量研究发现，社会工作者和心理专家的介入对癌症患者有着深远的帮助。他们的介入能有效协助患者更好地适应疾病，调整情绪状态，有利于免疫功能的恢复，从而提升生活质量并可能延长生存期。同时，他们还能帮助患者家属减轻负面情绪，提升生活质量，甚至帮助他们在逆境中找到新的生活方向和价值。换言之，这些专业人士的陪伴与支持，如同温暖的阳光穿透阴霾，让患者和家属在与癌症抗争的路上，既能得到身心的慰藉，又能重新点燃生活的希望与活力。

　　个体心理治疗的方法多种多样，如认知行为疗法、正念冥想、叙事疗法、尊严疗法、书写表达法以及聚焦生命意义的心理疗法。而在团体干预层面，有短期结构化的心理教育课程、围绕意义探索的团体心理辅导，以及鼓励情感表达的团体心理活动。接下来会逐一讲解每种疗法的起源背景，详细阐述它们如何应用于癌症患者及其家庭成员，以及各种疗法带来的实际效果和临床启示，旨在为大家提供一份实用指南，助力癌症患者及其家人在身心层面更好地应对和调适。

照亮心路：认知行为疗法

　　认知行为疗法（cognitive behavioral therapy，CBT）是一种问题解决取向的心理疗法，它帮助人们通过改变思维方式和行为习惯，驱散内心的困扰和不健康的行为模式，由认知疗法与行为疗法整合发展而来。在实践中，认知行为疗法会运用两类核心技术：一类是认知技术，包括纠正思维误区、引导积极想象、教授有效的应对策略和问题解决办法；另一类是行为技术，包括激发积极行为、实施暴露疗法、缓慢渐进式的肌肉松弛训练，以及各种放松技巧。这些方法既可以独立使用，也可以灵活组合搭配。

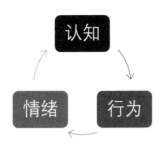

图 8-1　认知—情绪—行为三角模型

　　对于身患癌症的人，在认知行为疗法的起步阶段，要创造一个安全的空间，鼓励他们向家人打开话匣子，说出心里的疑虑和感受。治疗师会引导患者和家人识别日常生活中歪曲的认知，并教他们如何建立正确的认知框架。在这个过程中，治疗师会温和地提醒他们，经历困扰和产生情绪是人类共有的正常现象，每个人都可能碰到相似的问题。接下来，治疗师会采用一些特定的方法，帮助他们修正对自我、他人、周围世界以及癌症本身的误解。表 8-1 列出了癌症患者常见的认知歪曲的类型及示例。

　　很多时候，我们可以通过改变想法来调整情绪。一旦我们识别这些想法，对它们的有益和无益之处进行评价之后，我们就能选择一些新的想法，这些新的想法基于现实、更有帮助。因此，改变思维可以帮助我们改变情绪。比如，如果你每次去治疗的时候都会想"我一定忍受不了化疗"，你很可能会感到焦虑、害怕或愤怒。你可能会紧握

213

表 8-1　关于癌症常见的认知歪曲类型及例子

认知歪曲类型	含　义	例　子
非黑即白	极端化，只能看到好或坏两种情况，看不到别的可能。	我要么被治愈，要么死亡。
过度概括化	将一个负性事件视为代表整个人生或者整个人。比如把被人照顾视为整个人很没用、很失败。	我的丈夫花了很多时间照料我。我太脆弱，太没用了。
贬低积极经历	看不到或者贬低积极经历。尽管有证据表明事情是积极的，患者仍然会很消极。	我的检测结果表明，治疗正在起作用，但是我认为癌症仍然会复发。
读心术	认为自己知道别人是怎么想的。	我的朋友没有给我打电话问我在做什么，她再也不关心我了。
"应该"思维	对自己或别人设置"应该"的期待。	无论如何，我都不应该给朋友和家人带来压力或者寻求帮助。
个人化	认为自己是负性事件的唯一原因，应该为负性事件负责。	如果我压力不这么大，我就不会得癌症，都是我的错，没有把心态调整好。

拳头，变得易怒，或者拒绝治疗。通过问自己以下问题，你或许可以获得新的视角：

支持你想法的证据是什么？ ——"我每次进入治疗室，都感到非常痛苦。我一看到化疗椅，胃就会痉挛。"

反驳你想法的证据是什么？ ——"即使感到焦虑，我也总是能完成治疗。我的胃最终能放松。我可以坐下来。"

你的朋友会怎么考虑你的想法？ ——"他会告诉我，我可以比自己想象中的更能处理这件事，我在过去也克服了很多障碍。"

看待这件事情的更有利的方式是什么？ ——"进行化疗的确是不

愉快的经历，但它并不是世界的终点。我之前就已经完成过很多次，之后我也可以做到。"

在挑战负面想法之前，首先要承认这些想法给自己带来的痛苦。接纳自己的负面情绪并牢记：我们的想法并不总是事实。通过纠正过于悲观和片面的看法，我们可以发现更多可能性，进而使自己的情绪变得更加平和稳定。一位患者在得知自己患了胃癌后，起初他深感绝望，认定"一切都失去了意义"，这种观念让他几乎失去了生存的勇气。但当他开始放眼于更多的可能性，重新审视自己的人生，他就找到了重新定义生活的方式，并决定充分利用有限的生命，让它焕发最大的价值。表8-2展示了如何将歪曲的旧信念转变为更具适应性的新信念。

表 8-2　与癌症有关的信念的认知重建

旧信念	重建后的新信念
生病了就只要躺下休息，什么都不要做。	适当休息有助于普通疾病（比如感冒、发热）的康复，但对于癌症或重大手术，过度休息可能并不利于恢复。
吃有机食品和补充维生素就能保证健康。	尽管健康饮食很重要，但目前并没有科学证据表明维生素可以直接对抗癌症，均衡饮食才是关键。
我只要祈祷，神灵就会听见并帮助我康复。	祈祷确实可以帮助我们接纳无法改变的事实，但不能替代癌症的正规治疗。
只要听医生的话，按部就班去做，我一定会好转。	大部分情况下，遵循医生的建议是正确的，但也要理解，面对某些严重的癌症病例，单纯依靠医疗手段并不一定能好转。
吃药就意味着我会越来越虚弱。	这种观念可能源于对药物副作用的误解，遵医嘱按时服药通常是为了帮助恢复和治疗。

旧信念	重建后的新信念
为了避免压力引发癌症，我应该尽快离婚或退休。	突如其来的离婚或过早退休可能削弱必要的社会支持，适当的工作和人际关系管理有时反而有助于缓解压力，癌症治疗期间的压力状况也可能有所改善。
我的所有问题都是癌症造成的。	将所有问题都归咎于癌症会让我们忽视自己可以掌控和改变的方面，我们需要理智看待癌症对生活的影响。
别的癌症患者没我这么多问题。	实际上，许多癌症患者都曾面临类似的问题，许多线上线下的互助小组就是由这些有共同经历的人组成的，他们互相扶持，共同面对。
一定有一种完美的解决方案能治好癌症。	实际上，癌症治疗有很多不同的方法，如放疗、化疗、手术等，但没有哪一种方案堪称完美，每种治疗方式都有其优缺点。
没有人能理解我现在的经历。	我的感受和经历并非独一无二，可能有许多人能理解我的困境。关键是要勇于分享，寻求他人的理解和支持。

行为技术可以帮助患者或家人更快地舒缓焦虑和抑郁的情绪，比如可以试试活动规划法，让患者和家人一起制定一份每日行动计划，详细列出每天要做的事情，并留意这些活动带给他们的满足感和掌控感有多少。要知道，当一个人不幸确诊癌症时，患者和家人的生活秩序会被彻底打破，原有的生活节奏和安排往往被看病、对抗病魔的思绪挤到一边。行为疗法的作用就在于，它能引领人们重新关注日常生活，恢复从日常生活中找寻乐趣和价值的能力。患者和家人可以携手同行，彼此鼓励，共同策划每天的日常活动，慢慢地回到正常的生活轨道。

认知行为疗法在国内外广泛应用，尤其是在帮助癌症患者改善身心健康方面，格外注重缓解疼痛、抑郁、焦虑、失眠、疲劳等症状。研究发现，通过认知行为疗法，癌症患者不仅能够活得更久，还能显著减少焦虑和抑郁情绪。穆瑞（Stirling Moorey）等人在一个大型的随机临床实验中证实，认知行为疗法对于提高患者的生活质量确实奏效，并且这种疗法的效果持久，即使在正式的心理干预结束后，患者的焦虑情绪依然能够持续减轻。此外，认知行为疗法还能帮助患者减轻身体上的疲劳感，舒缓化疗带来的恶心、呕吐等不适反应。大量随机对照试验、系统综述以及元分析的数据均证实，认知行为疗法能够有效缓解癌症患者的各种身心症状，显著提高他们的生活质量。

认知行为疗法不仅能够帮助癌症患者，也能提升患者家人的生活质量。斯科特（Karen Scott）等人的研究显示，认知行为疗法可以显著减轻癌症晚期患者家属的负面情绪。吴倩倩等人的研究也印证了这一点，他们运用认知行为疗法为癌症晚期患者的家人提供干预，结果发现，家人的抑郁和焦虑情绪得到明显改善。认知行为疗法教导家人认识并调整在照顾患者过程中产生的自动化思维和错误观念，从而有助于缓解他们的失眠等问题。尽管目前针对家属使用认知行为疗法的心理干预研究还不算多，但由于家人在照顾患者的过程中身心健康同样承受巨大压力，因此未来的研究和实践应当更多地关注并致力于提高他们的生活质量。

认知行为疗法的实施方式日益丰富多样，既有传统的面对面一对一辅导，也有团体教学、电话咨询、在线视频教学等多种形式。这些不同的干预方式都能够不同程度地改善患者和家人的身心症状，不过效果有所不同。例如，有两项元分析结果显示，个体化的一对一辅导形式相对于团体辅导来说，可能更具优势。

宁静之旅：正念疗法

"正念"这个概念源于古老的佛教智慧，它倡导的核心是秉持接纳与不批判的态度。正念疗法教导我们如何以宁静平和的心情去真切感受当下的一切，以此来舒缓压力，调整心态。随着正念传播至西方，衍生了多种以正念为核心的心理疗法，如正念减压疗法、正念认知疗法、辩证行为疗法以及接纳与承诺疗法，其中正念减压疗法和正念认知疗法的应用尤为广泛。

正念练习的具体方式多种多样，包括但不限于以下几个方面。

静坐冥想：找个安静的位置坐下，将注意力集中在自己的呼吸上，同时留意身体的感觉、脑海中浮现的想法和内心的情绪波动。

正念呼吸：端坐在椅子上，保持背部挺直但不僵硬，全身尽量放松，闭上眼睛，将注意力锁定在每一次的呼吸上。

正念瑜伽：做一些简单的瑜伽动作和舒展运动，目的在于强健和放松肌肉骨骼系统，使人更加敏锐地感知身体的每一个细微变化，并增进身体的协调平衡能力。

正念行走：在特定的空间，如房间一角慢步行走，并关注慢步行走过程中的所有身体感觉和变化。

身体扫描：平躺或静坐，闭眼，让大脑开始对身体进行扫描，逐个部位仔细感知，从脚尖开始直至头顶，细致地扫描身体的每一个部分。

3分钟呼吸空间练习：这是一种简短而高效的冥想方式，包括唤醒觉察、专注呼吸和扩展意识三个步骤，便于随时练习。

正念疗法以系列课程的形式展开，通常一个完整的学习周期为

6—8 周，每周安排 1 次课程，每次课程时长约为 1 小时 30 分钟到 3 小时 30 分钟。在疗程的后期，也就是大约第 6 周至第 7 周，学员们还将参加一次长达 6 小时的全天正念沉浸活动。除此之外，每位参与者每天还需要投入至少半小时的时间，在家中进行正念练习，以巩固课堂上学到的知识。

研究数据显示，正念疗法对癌症患者确实有帮助，它能够减轻抑郁、焦虑情绪，减少对癌症复发的恐惧感，提高睡眠质量，缓解疲劳和疼痛。简单来说，正念疗法为癌症患者带来的积极影响体现在以下四点：

其一，正念疗法引领患者步入当下的每一刻，教会他们如何欣然接纳、感恩并释怀，为自己创造一片宁静的天地，同时也能改善与他人的相处之道，让生活更加和谐。

其二，正念疗法能够切实地帮助患者缓解身心痛苦，例如缓解身体疼痛，改善呼吸难题，平稳血压，增强身体机能；与此同时，它还能有效减轻内心的压力与焦虑，提高睡眠质量，让患者在夜晚也能安心入睡。

其三，正念疗法更是搭建起一个温暖的互助平台，通常以团体上课的形式展开，配合个人在家练习，让患者有机会在团体中分享各自的经历，相互学习、彼此支持，共同成长。

其四，正念疗法还能启迪患者以积极的姿态面对疾病，找回生活的平衡感，重塑自我认知，并勇敢面对癌症的挑战。许多患者在正念疗法的帮助下，学会了把癌症视为促使自己积极生活、勇往直前的动力源泉。

同时，我们也注意到，正念疗法在某些情况下可能会带来一些困扰。有的患者反馈，在进行正念练习时，发现自己难以专心致志，难以顺利完成某些动作；在进行身体扫描时，不断地注意到身体的不适，由此产生痛苦的情绪；在团队分享环节，担心听到其他成员的痛苦经历，并因此感到害怕和不安。面对这些可能的负面影响，指导老师在进行正念疗法时，需要特别关注患者所处的疾病阶段以及个人的性格特征，选择适合他们实际情况的练习内容，并提供正确有效的指导。同时，要努力营造一种充满包容与理解的团体氛围，让团体成员在分享自身经历时不会感到太大的压力，彼此间的支持和鼓励能帮助他们更好地应对练习过程中可能遇到的困扰。

正念疗法在对患者家人的干预研究中也展现出积极效果，它能有效提升家人的正念意识，培养更多积极情绪，帮助他们养成正面思考的习惯。经过正念练习，家人更能接纳当前处境，正念水平得到提高，同时增强了积极情绪管理和应对压力的能力。这一结论与对患者的研究结果相互呼应。不过，正念疗法能否显著改善家人的焦虑和抑郁状态问题，目前学术界仍有争议。例如，尤丽丽等人的元分析研究发现，正念减压疗法对缓解家人焦虑和抑郁情绪的效果并不显著。原因之一可能是，现有的干预周期大多仅为 8 周，持续时间可能不足以显著改善家人的负面情绪；另一个原因是，家人在悉心照顾患者的同时，还要肩负日常工作、家务和家庭责任，面临的压力源更为复杂多元，因此他们的情绪改善难度更大。即便如此，也有部分研究显示，正念减压疗法确实能够有效改善家人的焦虑和抑郁状况。

正念心理疗法已经在癌症患者的心理干预领域广泛应用，比如在乳腺癌患者的心理护理中，它能帮助患者调控抑郁情绪、减轻心理压力、减少对癌症复发的恐惧感、增强自我控制能力、提高生活幸福感。正念疗法是对癌症患者的一种有价值的辅助治疗手段，然而研究也揭示并非所有患者都能从中受益。因此，我们需要依据癌症的不同类型、病情发展阶段以及治疗进程，挑选合适的正念练习内容，强化个性化指导与训练，以促进正念疗法在患者治疗中的积极作用。

故事的力量：叙事疗法

叙事疗法也称叙事心理疗法，是从 20 世纪 50 年代后期流行起来的一种心理治疗方式，由家庭治疗专家怀特（Michael White）和艾普斯通（David Epston）等人发起。它的核心理念是，在治疗过程中引导来访者通过叙述生活中的点滴，将各种经历编织成富有意义的故事，以此来理解和构建现实世界与自我认知。讲述故事时，语言的选择和使用方式至关重要，它能模糊、转化或重塑我们的经验，进而影响我们的思维、情感和行为。心理学家在倾听和解析故事的过程中，探寻并理解人类行为背后的深层含义，包括个体的心理内涵、生活价值与意义。

按照怀特的指导，叙事疗法可以分为以下步骤：

- 咨询师聆听来访者的完整故事，收集丰富的素材；
- 引导来访者将自己的问题具体化，也就是所谓的"问题外化"技术，让来访者更清晰地认识到自己的问题所在；
- 帮助来访者将故事里的问题与自身区分开，如同旁观者般重新审视自己的生活剧本，进而减轻由问题带来的束缚感；
- 在咨询师的鼓舞下，来访者根据自己喜欢的身份角色重新构思生活故事，塑造一个更完整的自我形象。

在对癌症患者的关怀中，叙事疗法通常是指医护人员用心倾听患者的亲身经历，帮他们重新审视自身问题，重塑故事的意义，打造一个积极向上的生活叙事，这有助于减轻患者的焦虑、抑郁等消极情绪。实际上，讲述疾病故事对患者的情绪调整和心理适应非常重要。一方面，通过反复讲述，患者能够逐渐接纳并适应癌症带来的变化，更好地面对患病后的生活；另一方面，叙事疗法巧妙地融合了科学原理与人文关怀，指引患者将自己与问题区别开来，从问题中解脱出来，专注于建设更有价值的新生活。比如，通过将问题具象化和故事重塑，患者能够回顾并处理负面情绪和痛苦经历，从而勇敢面对社交中的恐惧、焦虑和阻碍，并表达对支持和尊重的渴望。

孙丽颖（Liying Sun，音译）等人的研究还发现，叙事疗法对缓解口腔癌患者术后耻辱感有很好的效果。口腔癌患者术后可能会出现永久性的容貌改变和功能丧失（如说话、吞咽、味觉等），这会导致严重的身体和心理问题，自我认知和社会心理功能下降，严重影响生活质量。在叙事疗法中，专业护理人员通过问题外化、故事重构以及象征性告别过去这三个阶段的干预，能够有效缓解口腔癌患者术后的耻辱感，提升他们的自尊心，改善他们的社会交往状况。

此外，叙事疗法也能帮助家人提升生活质量，增强心理韧性，减少心理健康问题。叙事的力量在于能够重新组织和解读故事。在叙事过程中，家人分享与患者共同度过的时光，逐渐认识到彼此间深厚的情感联系，并在疾病护理过程中重新构建生活，找到生活的价值和意义。有时，家人在照顾患者时会感到压力重重，但通过叙事，他们可以培养心理韧性，持续有力地支持患者。

值得一提的是，对于如何将叙事疗法本土化以适应我国心理咨询和治疗的特殊需求，以及如何将其更深地融入癌症患者及其家人的心理干预治疗，目前我国业内尚缺乏针对性强、实用性高、权威性足的理论构架和实践经验。这是我们未来将持续努力探索和完善的方向。

唤醒内在力量：尊严疗法

尊严疗法是一种专门针对临终患者设计的新型心理疗法，由心理学家乔奇诺夫（Harvey Max Chochinov）在尊严理念的基础上创立。尊严模型认为，临终患者的尊严主要由三个方面构成：与疾病相关的症状、个人内在尊严以及社会尊严。2005年，乔奇诺夫提出了尊严疗法，它的目标是缓解患者的悲伤情绪，增强他们对生活的意义、目的和价值的认知，减轻精神和心理压力，进而提升生活质量，维护和提高他们的尊严。

尊严疗法主张生命的结束是一个自然而然的过程，而如何最大化地提升生命尾声阶段的意义和尊严，是姑息治疗的核心内容。它鼓励患者在有限的时间里回顾、体验和总结自己的人生，提供一个安全的环境，让他们自由抒发内心感受。尊严疗法引导患者回想那些令自己骄傲、最具意义、最希望被铭记的经历，并将自己宝贵的人生智慧或感悟留给亲人，使患者深切感受到自己生命的独特价值、目标和意义。此外，尊严疗法还能激发患者对生活的热爱，使他们感受到来自家人和社会的关爱与支持，增强活下去的意愿，最终有尊严地度过生命的最后阶段。

尊严疗法通常采用一对一的访谈方式进行，由接受过专业培训的医护人员、心理治疗师或精神科医生实施。访谈过程本身就是对患者的一种治疗，确保在舒适、不受打扰的环境中进行。访谈者具备高水平的访谈技巧，以平等、尊重的态度认真倾听和回应患者的讲述。为了评估尊严疗法的效果，可采用乔奇诺夫开发的《患者尊严量表》，用于衡量临终患者因尊严受损而产生的悲伤情绪。

在访谈开始前，访谈者会先了解患者的初始尊严水平，详细介绍尊严疗法的目的和流程，并让患者事先阅读大纲，思考问题。3—4 天后，访谈者会对患者进行正式的访谈并录音（在征求患者同意的前提下），整个访谈过程大约持续 60 分钟。访谈提纲的内容可以根据受访者的具体情况灵活调整：

- 介绍一些你的人生历程，尤其是记忆深刻或重要的人生经历。
- 你有哪些事想让家人了解或记住的，分别是什么。
- 在生活中你承担过哪些重要角色（如家庭、工作或社会角色），为什么你认为这些角色重要，以及在这些角色中，你取得的成就。
- 你认为这一生中最大的成就或者最令你自豪的事是什么。
- 你有哪些事想要告诉你爱的人，有哪些事需要和爱的人再说一次。
- 你对所爱的人的期望或梦想。
- 你在生活中有哪些宝贵的人生经验或人生建议想传授给家人或他人。
- 你对家人的特殊叮嘱。

• 其他想要补充的内容。

访谈结束后，访谈者会将录音转换成文字稿，然后在 3 至 4 个工作日将整理好的文本交给受访者审阅，指导他们校正其中可能存在的误解或错误，经过修订确认，最终将这份宝贵的文本资料交付给患者本人或他们希望的人保管。

当家人读到这些记录下来的患者心声时，他们对癌症患者的理解会更加深刻，从而增进与患者的有效沟通，减少不必要的误解。并且，这些文本也成为家人悼念患者的一种载体，在患者去世后，能帮助家人更好地走过悲痛的阶段。

多项研究显示，尊严疗法对临终患者及其家人都产生了积极影响。乔奇诺夫等人的研究显示，加拿大的临终癌症患者中有 91% 的人对尊严疗法表示满意，76% 的人感觉自己的尊严得到了提升，68% 的人重新找到了生活的目标，47% 的人增强了求生意志。霍尔（Sue Hall）等人的随机对照试验表明，在癌症终末期患者床边进行简短实用的尊严疗法，对于减轻患者的悲伤情绪、提高尊严感起到了重要作用。周芝男等人的元分析结果显示，对癌症终末期患者进行尊严疗法干预后，患者的尊严感提高，抑郁症状有所减轻，焦虑状态也得到了改善。

尊严疗法虽能在一定程度上提高癌症患者的尊严感，减轻负面情绪，提升生活质量及生存意愿，但也存在一些挑战，如访谈过程中患者的退出率较高、情绪波动较大、合作意愿不强等，目前有关如何解决这些问题的研究文献相对较少。

另外，尊严疗法采用的访谈提纲内容涉及文化适应性问题，由于文化差异的存在，需要对翻译后的文本进行适应性调整。例如，丹麦的侯曼（Lise J. Houmann）等人对尊严疗法及其访谈提纲进行了本土化的修改，并在丹麦的临终关怀病房和老年癌症中心应用了调整后的尊严疗法，证实该疗法对丹麦的临终癌症患者同样能产生积极效果。中国的戴宏平也对尊严疗法进行了本土化改造，并将其应用于肝癌患者，结果显示，经过调整的尊严疗法能有效降低我国肝癌患者因自尊心受损带来的压力，提高患者对生活的期望以及临终阶段的生活质量。因此，我们在推广尊严疗法时，需要关注不同文化背景下的尊严理解差异，针对不同的文化背景对疗法进行适当的改进，使其更好地服务于患者群体。

释放情绪：写作疗愈

书写表达，也称为写作情绪流露、表达性写作或书面情绪表达，是一种通过笔尖倾诉内心深处的感受和思考，尤其是关于重要经历或积极事件的感触，可促进个人身心健康的心理疏导方法。早在 1986 年，彭尼贝克（James W. Pennebaker）和比尔（Sandra K. Beall）首次开发并实践了书写表达疗法，发现这种方法能有效减轻大学生的焦虑、抑郁等负面情绪状态。

书写表达让人有机会坦诚面对内心的痛苦和压力，通过反复书写，积压的思绪和情感得以释放，人们逐渐习惯并适应与压力相关的情绪刺激，从而重塑认知结构，增强情绪自我调节能力，改善心理和生理健康。同时，书写积极主题的内容还能帮助个体培养积极思维习惯，树立正面价值观，建立良好的人际关系。

实际上，许多饱受癌症困扰的人选择以笔尖触碰心灵，借由文字的力量实现自我的疗愈之旅，并在与纸墨共舞的过程中，深刻挖掘内心的力量，不断成长与蜕变。

> 《与癌共舞十二年》的作者常约瑟是一位被确诊为晚期癌症的患者，他以对抗癌症的心路历程为主线，细腻地讲述了从诊断之初的震惊与恐惧，到逐步接受现实并勇敢面对挑战，再到坚韧不拔地走过漫长治疗之路的感人故事。这本书是他对自己患癌与抗癌经历的梳理和回顾，出版后启迪了很多癌症患者。

在进行书写表达干预时，首先需要评估参与者的身心状况。通常，干预过程会在参与者感觉舒适的时间段，在温馨私密的环境下进行，每次都会有明确的写作指导。每次写作时长约 20—30 分钟，总共进行 3 次或 4 次，可以选择连续每天干预或每周干预 1 次，接着在书写练习后的 1—6 个月甚至更长时间内再次评估参与者的身心健康状况。

沃克（Lee B. Walker）等研究人员将书写表达应用到 39 名乳腺癌患者身上，最终取得了积极效果。后来，更多的研究开始探讨书写表达对癌症患者的影响。

针对癌症患者的书写表达干预主要有两个主题：一是癌症相关的痛苦情绪体验；二是积极情感内容的表达。研究结果一致表明，无论是表达情感还是书写积极内容，都能改善患者的癌症相关症状，减少就医次数，加速康复。

不过，从研究结果来看，书写表达对抑郁、创伤等症状的干预效果尚不确定。一些元分析显示，书写表达能帮助癌症患者释放内心压抑的情感，重新组织负性感受和创伤记忆，调整情绪，改善心理健康。但也有研究指出，与其他干预相比，书写表达对癌症患者心理状态的改善效果并不显著。

对家人来说，书写表达疗法有助于改善他们的心理健康状况。哈维-诺尔斯（Jacquelyn Harvey-Knowles）等人的研究发现，在随机对照试验中，无论是通过情绪表达写作、积极内容写作，还是时间管理写作（记录近期发生的事件），都能帮助家人减轻负担。这是因为，家人在面对癌症患者时往往压抑自己的负面情绪以保护患者，但这种压抑可能会增加内心的矛盾和冲突。书写表达为家人提供了一个释放压力和压抑情感的出口，同时时间管理写作还能帮助家人培养幸福感，积极规划日常活动。总的来看，书写表达或许能提升家人的幸福感，减轻抑郁症状，因此可以考虑运用书写的方式来支持患者家人。

目前，在国际上书写表达疗法对癌症患者的心理干预已取得一定成效，但在中国的相关研究相对较少。中国传统文化强调含蓄内敛、忍耐克制，这可能让一些患者感到表达自身的情感有失颜面，进而选择独自承受、压抑情绪以免破坏与他人的和谐关系。那么，书写表达恰好提供了一种私密且安全的途径，让患者和家人能够放心倾诉内心、释放情绪、缓解压力。在未来，我国可以考虑开展书写表达疗法的相关研究并推广应用，但同时也需要注意结合文化背景对其进行适应性调整。随着科技的发展，书面情感表达已不局限于纸笔，线上记录等形式也开始被广泛采纳。

拥有积极心态：短程且高效的心理教育

短程结构化心理教育干预，是在生物—心理—社会医学模式的理念指导下，集合多种有效的干预策略，形成一套包含健康教育、疾病应对策略、压力管理、心理支持四大模块的综合性方法，主要采取小组支持的形式进行。这种干预通常为期 6 周，每周 30 分钟，小组规模为 6—10 人。

健康教育环节涵盖了诸多维持和促进健康的信息，尤其关注癌症的预防和治疗知识，如解释压力与免疫力的关系、教授适宜的应对方式，以及阐述社会支持对癌症进程的影响。其核心目的是帮助患者继续以健康、安全、规律的方式开展日常生活。

在应对技巧部分，重点是教导癌症患者掌握积极的应对策略，针对与疾病相关的具体问题提供解决办法，例如在小组内共同探讨解决方案，学习并实践应对技巧，将其应用于个人问题情境。疾病应对策略主要包括积极的行为策略、积极的认知策略，以及在必要时采取的回避策略。

压力管理方面，教育患者识别和评估压力源，并传授一些放松技巧，以帮助他们改变对压力源的反应。

心理支持贯穿全程，一方面，它源于专业的社会心理工作者与患者间的深度对话，探讨希望、决心、可用资源等方面的话题；另一方面，它来自小组内部成员之间的相互支持，大家会一起讨论康复过程、如何与医生有效沟通、家庭问题等。有些小组在干预结束后还会继续保持定期交流。

法兹（Fawzy I. Fawzy）等人的研究发现，接受短程结构化心理教育干预的患者呈现出更高的活力水平和更积极的行为应对方式。他们进一步证实，干预结束后 6 个月，患者的抑郁症状、疲劳感、心理困扰显著减轻，活力感增强，意味着这种干预方法具有广泛的推广价值。日本学者证实了相同结果，他们发现短程结构化心理教育干预能有效改善日本癌症患者的抑郁、无力感、紧张、焦虑和心理困扰问题。我国学者也检验了短程结构化心理教育干预的效果，发现该方法可以增强肺癌患者术前的自我效能，有效帮助患者积极应对癌症本身和治疗过程。

此外，短程结构化心理教育干预对患者的免疫系统也有正面影响。自然杀伤细胞（NK 细胞）是人体内重要的免疫细胞，与抵抗癌症、病毒感染以及免疫调节密切相关，有时也参与超敏反应和自身免疫性疾病的进程。研究显示，干预 6 个月后，患者的 NK 细胞数量较干预后立即检测的数量更多。

同时，也有研究关注短程结构化心理教育干预对患者家人的效果。比如，布尔兹（Barry D. Bultz）等人发现，参加心理教育支持小组的家人在情绪困扰、信任感以及婚姻满意度等方面表现得更为积极，这一定程度上证明了短程结构化心理教育干预在帮助癌症患者家人方面的作用。

在团体中寻找生命的方向：意义中心疗法

意义中心疗法是美国精神病学专家布赖特巴特（William Breitbart）等人 2000 年研发的一种旨在提升癌症患者生命价值感的

心理辅导方式，包括一对一的意义中心个人辅导和小组形式的意义中心团体辅导。这种疗法的核心目标是帮助癌症患者及其家人发掘和寻找生活中的意义，从而增强生命的满足感、幸福感，减轻绝望感，降低自杀倾向，提高生活质量。

意义中心团体辅导通常是以小组讨论的方式进行，每组包括8—10位患者，进行为期8周、每周一次、每次1.5—2小时的活动。这些活动通常由医院中受过专业培训的医护人员、心理咨询师或精神科医生主持实施。

干预内容包括以下方面：

• 学习和理解意义中心心理干预的概念；

• 探讨癌症如何改变了他们的生活；

• 回顾过去的经历，分享赋予生活重大意义的时刻，并与小组成员或家人共享这些重要故事；

• 共同探讨如何以积极的态度面对癌症和未来生活，鼓励大家在小组中分享个人经历，通过集体讨论深化对生命意义的理解。

研究者通常会在干预前、干预结束时以及干预后6个月（视研究需要，也可以是2个月或3个月）分别对患者和家人的心理状态进行评估，以评判干预效果，评估标准涉及生命意义感、灵性幸福感、对死亡的急切愿望、抑郁情绪、生活效率和生活质量等多个方面。

斯派克（Nadia van der Spek）等学者的研究显示，经过8周的意义中心团体干预，癌症幸存者的生命意义感和心理幸福感显著提升。斯利夫亚克（Elizabeth Slivjak）在对乳腺癌患者进行此类干预后发现，患者的生命意义感有了明显提升。另外，还有一些研究显示，意义中心疗法有助于减少癌症患者的抑郁、绝望、焦虑等负面情绪，提升生活质量。此外，这种疗法还能够帮助癌症患者确立生活目标，从灵性信仰中汲取力量，增强行动能力。

少数研究还指出，意义中心团体干预对患者家人也有积极影响。帕克（Crystal L. Park）的研究显示，意义中心团体干预可以帮助家人在照顾患者的过程中找到意义，提升自身的心理健康，提高护理能力和生活质量。阿普尔鲍姆（Allison J. Applebaum）通过案例研究发现，意义中心团体干预也能帮助患者家人提高对生命意义的认知，缓解照顾压力，减少绝望感。

需要注意的是，"生命意义"这一主题在叙事疗法、尊严疗法和意义中心团体心理干预中都有涉及，但三者侧重点不同。尊严疗法主要关注提升患者的尊严感，帮助他们有尊严地度过生命最后一段旅程。叙事疗法则侧重通过讲述故事展现自我，理解个人的社会和个体身份，通常涉及倾听患者的故事，帮助他们重新审视问题，重构故事内涵，创建积极的生活故事。意义中心团体心理干预则主要通过寻找和探索生命的意义，帮助患者以更积极的态度面对生活和疾病。

情感交融的强大力量：表达性团体心理干预

"自我表露"这一概念最早由人本主义心理学家乔拉德（Sidney M. Jourard）等人在 1958 年提出，指的是将自己的想法、感受和经历与他人真诚分享，这样做有助于舒缓焦虑、抑郁等负面情绪，对身心健康大有裨益。自我表露既可以是个体行为，也可以在团体中进行。团体自我表露是指把有相似经历或心理困扰的人聚在一起，共同分享彼此的内心世界。

支持性表露团体疗法是施皮格尔（David Spiegel）和格拉夫基德斯（Michael C. Glafkides）1981 年倡导的一种治疗方法，旨在创造一个相互支持、充分开放的团体环境，让大家能够畅所欲言，抒发内心。这种团体干预方式在不同社会背景中鼓励自我表露，某种程度上模拟了现实生活场景，提高了治疗效果的普遍性和迁移性。而且，团体心理干预成本效益高，节省时间和精力，成员间的相互影响还能促进积极治疗效果。因此，自我表露团体干预是一种既经济又高效的治疗手段。如今，自我表露团体干预广泛应用于成长性团体心理辅导、心理咨询以及临床患者的困扰解决，能有效减轻负性情绪，促进心理健康。

支持性表露团体疗法通常每周举行一次，每次约 90 分钟，小组成员人数为 8—10 人。根据研究对象的不同，干预跟踪周期长短各异。施皮格尔提出的长期方案持续 52 周，而短期方案则为 8 周，后者因其灵活性和实用性被广泛应用。干预者通常由经验丰富的精神病学家、心理学家和社会工作者担任。每个小组由两位领导者负责，他们会在每次小组活动后进行过程回顾和效果评估，特别重视成员们的情绪表达。

支持性表露团体疗法鼓励成员们在一个安全舒适的环境中表达内心深处的情感，如恐惧、愤怒、悲伤等，通过共享感受拉近距离，共同面对问题，发现生活中的美好事物。这种非结构化的干预模式，主要由成员们主导话题，治疗师辅助引导讨论方向。

支持性表露团体疗法的重点内容包括：

- 建立新的社会支持纽带；

- 鼓励表达情感；

- 重新排列生活优先顺序；

- 处理对死亡的恐惧；

- 改善与家人和朋友的关系并提高应对技巧；

- 接受自我和自身形象的改变；

- 促进与医生的沟通；

- 学习自我催眠以控制疼痛和焦虑。

通过支持性表露团体疗法，成员们可以建立起紧密联系的支持小组，对抗孤独感，增强社会支持。同时，团体中的交流和经验分享能拓宽成员的社交网络，学习他人的应对策略，通过帮助他人来增强自信。

在临床实践中，支持性表露团体疗法在改善癌症患者的心理健康方面发挥了显著作用。有研究发现，癌症患者参与在线自我表露小组后，焦虑和抑郁情绪得到缓解，自我效能感增强，生活质量大幅提高。支持性表露团体疗法还能有效缓解癌症中晚期患者的焦虑和抑郁，提高生活质量，可作为癌症治疗的辅助措施。然而，这种疗法在家属群体中的应用仍不够普及。

随着互联网技术的发展，在线自我表露小组显示出巨大的发展潜力。相较于传统的面对面交流，线上表露小组保障了参与者的隐私，减少了心理压力，同时顺应现代社会交流趋势，简化了参与流程，实现了点对点的精准交流，能迅速高效地解决现实问题。未来，可通过在线方式整合各类自我表露干预方法，构建一个基于自我表露团体干预的系统平台，并开发应用程序和在线服务，让更多人接触和使用，同时不断优化和验证干预内容，强化干预效果。

目前，自我表露团体干预在国外已有较多研究和实践，而在我国的推广和应用尚处于初步阶段。为了在我国癌症患者和家属群体中有效实施并保证干预效果，我们需要借鉴国外先进经验，深入挖掘并创新自我表露团体干预的内容、方法和形式，使其更好地服务于我国癌症患者和家属的社会心理工作。

以人为本，综合施策：社会心理干预

社会心理干预是指将心理学方法运用到身体健康和心理健康的恢复与维护中，帮助患者更好地应对疾病。它包含认知行为技术、健康教育等内容，既可以是一对一的个体支持，也可以是多人参与的团体支持。其中，认知行为技术主要用于压力管理和问题解决，是一种通过调整思维方式和行为模式，纠正不良认知，进而消除负面情绪和行为的短期心理疗法。而健康教育主要是为了让患者充分了解疾病信息，掌握症状管理和治疗方案等基础知识。

雷瑟（Barbara Rehse）等人的元分析发现，社会心理干预能显著提高成年癌症患者的生活质量，且干预周期至少为 12 周时效果更优。斯梅德斯伦德（Geir Smedslund）等人则通过元分析指出，认知行为技术对癌症幸存者在短期内（不足 8 个月）有效管理抑郁、焦虑及提高生活质量十分有效，且对生活质量的长期（超过 8 个月）提升效果良好。此外，个体辅导形式的社会心理干预比团体形式的效果更好。法兹等人的十年追踪研究也显示，社会心理干预有助于降低癌症复发率，提高生存率。

研究同样表明，社会心理干预对患者的家人也有显著帮助，能够有效缓解他们的抑郁、焦虑等不良情绪，提升生活质量，建立积极心态，更好地管理压力。尽管目前对患者家人的社会心理干预研究相对较少，现有研究仍然显示出积极效果。未来急需更多大规模的随机对照研究来丰富这一领域的成果，以便为患者家人的身心健康提供更好的干预支持。

以家为本，联动共赢：家庭干预

为了更好地帮助癌症患者及其家庭成员，有研究团队精心设计了一种名为"FOCUS"的家庭支持性教育干预方案。这个方案旨在同时对患者和家人进行辅导，增进双方的沟通与支持。具体操作上，它结合了上门访问和电话咨询服务，包括 3 次（每次 90 分钟）上门访问和 2 次（每次 30 分钟）电话咨询，每隔两周进行一次，总干预周期约为 4 个月。方案围绕五个关键部分展开：家庭参与、乐观态度、应对策略、减少不确定性以及症状管理。其中，"家庭参与"部分鼓励家人成为治疗团队的一部分，促进家庭内部公开谈论疾病，给予患者坚定支持。"乐观态度"部分有助于家人保持希望，设定可达成的短期目标。"应对策略"部分注重减轻压力，教授积极应对策略和健康生活方式。"减少不确定性"部分教导家人如何获取信息并与不确定性共存。"症状管理"部分教授自我照顾策略来有效管理症状（见表 8-3）。

表 8-3　FOCUS 项目

核心成分	干　预
家庭参与（F） family involvement and communication	促进开放沟通； 鼓励相互支持和团队合作； 识别家庭优势； 帮助家庭中的孩子。
乐观态度（O） optimistic outlook	鼓励乐观思考； 帮助伴侣分享恐惧和担忧； 支持伴侣心怀希望； 帮助伴侣在死亡面前仍然保持希望。
应对策略（C） coping effectiveness	帮助伴侣处理高压； 鼓励健康的应对方式和生活方式； 支持照料者管理疾病负担。
减少不确定性（U） uncertainty reduction	对伴侣进行疾病和治疗相关的教育； 教伴侣学习如何坚定自信地获取信息； 帮助伴侣学习与不确定性共存。
症状管理（S） symptom management	评估患者和家人的症状； 教授自我关怀的策略，管理症状。

　　针对不同文化背景，研究者还对 FOCUS 项目进行了本土化修订。例如，针对夏威夷原住民女性及其家庭成员，临床工作者将当地的文化价值观融入干预方案，设计了一套为期 3 个月、包含 6 次咨询的定制版家庭干预计划。该方案旨在提升照料者的知识和行动能力，加强他们提供信息支持、实际支持和情感支持的能力，具体内容涵盖了癌症基础知识、沟通技能训练以及基于夏威夷文化的家庭价值观和智慧。

　　研究表明，FOCUS 项目对乳腺癌患者具有积极影响，能够减少她们的绝望感和消极情绪，增强积极应对能力，同时也能帮助照料者降低对照护负担的消极评价，且干预效果在 3 个月后依然显著。对夏威夷原住民患癌女性开展 FOCUS 项目，结果也表明，干预可以改善患者与照料者的自我效能感和应对能力。针对前列腺癌患者及其伴侣的 FOCUS 项目研究显示，干预 4 个月后，患者的不确定感显著降低，患者与伴侣间的沟通明显改善；伴侣的生活质量、自我效能感、沟通能力都得到提高，对照护工作的消极看法、不确定感和绝望感显著减少，痛苦程度显著降低，且这些积极效果可持续到干预后第 8—12 个月。另外，面向患癌父母和孩子的家庭干预方案也取得了较好的效果，促进了家庭内部沟通，参与者满意度较高，接受度良好。

在姑息关怀中，多学科家庭会议也是一种常用的干预方式，它邀请了患者及其主要照料者以外的多方专业人士，如家庭医生、安宁疗护护士、心理咨询师、中医师、社工、营养师、志愿者和宗教人士等。会议通常由安宁疗护护士主持，在患者家中进行，以营造轻松自然的氛围。

在会议召开前，安宁疗护护士会与患者家庭建立联系，收集病史资料，了解家庭情况和需求，制定会议议程并提前分发给参会人员。会议中，主要关注家庭成员的感受，讨论疾病带来的困扰和问题，并寻找实际解决方案。为了确保患者及家人不感到疲劳，单次家庭会议通常不超过 1 小时。

在多学科家庭会议中，各领域的专业人士会以温暖而实际的方式提供细致的关怀和帮助：

家庭医生就像一位亲切的邻家大夫，会耐心地指导患者如何妥善管理身体上的不适，如疼痛、恶心和呕吐，详细解说药物的用法用量，确保患者的舒适度得以提升。

安宁疗护护士如同细心的导师，会手把手地教给家人如何做好口腔清洁、预防压疮、有效咳痰等日常护理工作，并且贴心地每周进行一次电话跟进，随时关注患者的生活细节。

中医师凭借精湛的医术，详细了解每位家人的健康状况，传授简单易行的穴位按摩和推拿方法，帮助家人在生活中自行调理身体。

营养师则像一位贴心的膳食顾问，会根据患者和家人的体质特点，给出专业的营养建议，教授如何合理搭配一日三餐，确保患者和家人都能摄取到均衡的营养。

社工和心理咨询师如同知心的朋友，关心每位家庭成员的心理状况，细致入微地评估并满足患者和家人的心理需求。当家人出现焦虑、抑郁等情绪困扰时，他们会适时引入音乐疗法、放松训练等方法，帮助家人化解负面情绪，舒缓压力。

如果患者或家人有宗教信仰，团队中的宗教人士会与他们共同祈祷、诵经，给予心灵的慰藉。

志愿者是家庭中不可或缺的温暖使者，他们每周会抽出时间，陪伴患者和家人，倾听他们的心声，为他们提供下肢按摩、艾灸理疗等服务，甚至是暂时替家人分担照护任务，让家人有短暂休息的机会。这样的全面介入，让每一个家庭成员都能在艰难时期感受到实实在在的支持与关爱。

多学科家庭会议可有效促进医务人员与患者之间的信息传递，推动诊疗计划的顺利实施，同时提升患者家庭对疾病的应对能力和情感交流。它也可以促进患者和家人之间的情感交流，沟通疾病进展、情绪低落、性格改变、照顾负担等议题。比如，通过多学科家庭会议，心理咨询师或社工可以指导家人如何向患者表达关心，以减少遗憾和悲伤："老伴以前最喜欢和孩子聊天，现在孩子都把手上的事情放着，每天会抽时间过来和爸爸说说话。""医生鼓励我告诉妈妈，我会好好照顾爸爸，好好照顾自己，这应该是她最大的愿望了吧。""昨天我把家里以前的和儿孙的照片给老伴看，他很高兴，很久没有看到他笑了。"

研究发现，参与多学科家庭会议后，家人的心理健康状况相较之前有了显著改善，照顾患者的信念也更为坚定。多学科家庭会议成为一个让家人释放内心焦虑、共同探讨治疗方案和护理决策的平台。通过多学科家庭会议，家人能和医疗团队携手为患者制定临终关怀计划，提早作好心理调适，从而有效减轻心理上的煎熬。

另外，有研究强调把患者和照料者作为一个整体进行干预时，应该把握以下几个要点来确保支持到位：提倡团队合作和相互支持，让每个人都感受到归属感；鼓励透明而开诚布公的交流，让每个人的声音都被听到；启发并支持照料者关注自我保健，确保他们在照顾患者的同时不忽视自身的需求；提供全面准确的信息，帮助家人作出明智的决策；补充各种资源，确保照料者有足够的支持和帮助（见表8-4）。

表8-4 患者—照料者共同体干预

干 预	原 理	具体策略
提倡团队合作和相互支持	增加家庭内部的联结；减少压力；增强应对能力。	将自己作为团队一员，共同面对癌症； 寻找支持和帮助彼此的办法； 意识到每个人的优势，最大化发挥各自的优势； 向彼此表达欣赏； 分享问题，一起努力解决问题； 尊重彼此，重视彼此的担忧，即使不容易做到，也要重视彼此的观点； 不要让癌症消耗你，要多关注生命意义和目的； 当自己需要外界帮助的时候，意识到这一点。

续表

干　预	原　理	具体策略
促进开放沟通	增强理解和联结感； 减少压力； 促进问题解决。	谈论一些正在发生的事情，即使有时候很难，也尝试分享你的感受； 安排时间谈话，创造安静的环境交谈； 表明你想倾听，让你的身体放松，进行眼神接触； 尝试通过文字去理解感受，如果你不确定就直接询问； 尝试不要打断、争辩或者批评； 对彼此有耐心和有善意，表现出你的关心，关心对重要的人来说很有分量； 分享你的害怕和担心，这会减轻压力。
鼓励照料者的自我照料	保障照料者的身体和情绪状态，有能力提供关怀。	安排时间满足自己的需要； 从照料中安排时间休息； 保持健康的生活方式，包括睡眠、生理活动、营养； 坚持自身健康关怀计划； 与其他照料者交流，参加支持小组。
提供信息	减少压力； 减少不确定性； 增强照料能力。	获取信息以增加知识和信心； 和患者一起去看医生，列出你的问题； 在网上寻找资源，解答自己的困惑； 寻找支持小组，获得所需要的信息。
提供额外的资源	增强照料者持续提供照料的能力。	扩展非正式的支持网络（如家人、朋友、邻居等）； 识别其他能够帮助自己的人； 从专业服务如咨询、治疗、社工、经济支持、灵性护理、家政服务、安宁疗护等方面获得支持。

预先哀悼，勇敢面对：预期性哀伤干预

预期性哀伤的一些常见的干预模式包括以下方面：

其一，预期性哀伤课程，主要面向患者开设，旨在协助他们从容面对即将到来的离世，减少抑郁情绪，提升生活质量，并从中探寻生命的意义。

其二，ENABLE干预模式，这个模式由教育（Educate）、鼓励（Nurture）、建议（Advise）和生命结束前（Before Life Ends）四个部分构成，强调早期识别与干预，通过电话和手册指导，由专业的姑息照护护士进行一对一的辅导，提倡在确诊后和治疗过程中同步进行这项工作。

其三，叙事干预方法，日本的一项研究运用叙事疗法和社会建构主义视角，创新出针对预期性哀伤的干预模式，并应用于癌症患者家属。此方法认为，通过讲故事的方式，可以让家属更好地进入并适应照料者的角色。

其四，特定的沟通策略，关注沟通双方的情感交流与互动，采用"询问—告知—再次询问"的沟通循环，重点讨论当下情感状态和病情进展。此策略中，NURSE法则尤为重要，即识别并命名对方的情感（Name the emotion）、理解对方的情感（Understand the emotion）、尊重对方的述说（Respect what the patient tells you）、支持患者（Support the patient）、深入探究患者关心的问题或疑虑（Explore the patient's concerns）。同时，提倡使用"我期待"式的表述，面对疾病带来的现实挑战。必要时允许适时的沉默，为患者提供足够的支持和决策空间。

其五，对于面临存在性或灵性困惑的患者，可以采用Outlook干预方式（见表8-5）。这种方式关注如何平静地迎接生命的终结，处理内疚、压力，安抚患者对家人的牵挂，回顾一生，解决未竟之事，分享珍贵回忆、智慧、馈赠，最终达到内心的宁静。研究表明，这种方

表 8-5 Outlook 干预的问题

第一次咨询——生命故事	第二次咨询——原谅	第三次咨询——遗赠
1）讲述你的人生经历 2）有哪些值得珍惜的时刻 3）最骄傲的事情是什么 4）如果有人为你的人生拍一部电影，你想包括哪些重要的主题	1）如果能再次做一些事情，你希望怎样有所不同 2）你有后悔的一些事情或者时刻吗 3）你有想原谅的人吗 4）你有想寻求原谅的人吗 5）你的心情平和吗	1）你学到的最有价值的教训是什么 2）你愿意和后代分享什么 3）如果选择一个事物作为遗赠物传递下去，你希望那是什么 4）你想完成什么事情

法有助于提高患者对生命终结的准备程度。

其六，吉桑（David W. Kissane）带领的研究团队提出了一个以家庭为中心的哀伤辅导方案。这个方案首先依据家庭成员间的联系和功能，辨识可能面临较大哀伤风险的家庭。方案的核心是增强家庭的凝聚力，改善家庭成员间的沟通方式，学会有效应对和化解冲突，鼓励相互帮助与共同分担哀痛的心情。这个方案通常会进行 4—8 次面对面交谈，深入探讨家庭内部的相处、交流等难题，以及如何更好地应对疾病和死亡带来的冲突与哀伤情绪。在这个过程中，每个家庭都有机会分享与疾病相关的故事以及由此引发的哀伤体验。吉桑团队曾针对 170 户癌症终末期患者家庭进行了一项严谨的三盲随机对照试验。结果显示，以家庭为中心的哀伤辅导方案确实能助力家庭成员更坦诚地交流丧失、疾病和死亡所带来的感受与思考，共同面对和分担哀伤。同时，该方案还能有效优化家庭的整体功能，降低家庭成员在亲人离世后出现复杂性哀伤的风险，减少长期哀伤障碍的发生。

参考文献

财团法人癌症希望基金会 .（2020）. 如何与孩子谈癌症 . 台北 : 品锋印刷有限公司 .

陈李妍，杨智慧，李瑞娜，李文苑，曹伟华，林栋美，……& 张立力 .（2019）. 居家临终癌
　 症患者家庭照顾者照顾体验的结构方程模型分析 . 重庆医学, 48（3）, 529—531+540.

崔菌斐，郑瑞双，董凤齐 .（2019）. 以意义为中心的团体心理疗法在癌症生存者中的应用
　 进展 . 中华现代护理杂志, 25（23）, 3032—3036.

戴宏平 .（2011）. 尊严疗法对肝癌患者自尊相关压力和希望水平的影响 . 护理学杂志, 26
　（23）, 66—67.

董超群，高晨晨，赵海峰 .（2018）. 家庭复原力评估量表汉化及用于慢性病患儿家庭的信
　 效度分析 . 护理学杂志, 33（10）, 93—97.

杜伟，刘金婷，康冠兰，马宁，周晓林 .（2020）. 睡眠不足对人际交互的影响及其认知神经
　 机制 . 心理科学, 43（2）, 438—444.

高显祺 .（2018）. 脑卒中患者家庭照顾者负担、家庭复原力对家庭适应的影响 . 硕士学位
　 论文，延边大学 .

何龙韬，吴汉 .（2022）. 中国癌症患者家庭照护者照护经历的质性 Meta 整合 . 中国全科
　 医学, 25（4）, 416—423.

黄立芳，段可杰 .（2006）. 中国传统文化与中医心理健康观 . 中医药学刊, 24（9）,
　 1661—1663.

黄小梅，陈小寒，朱虹玉，阮章婷 .（2021）. 正念减压法对精神分裂症患者家庭照料者的
　 负性情绪和睡眠质量的影响 . 世界睡眠医学杂志, 8（4）, 730—733.

姜璐婷 .（2017）. 癌症照料者的心理健康状况及其影响因素研究 . 硕士学位论文，大连医
　 科大学 .

焦杰，年伟艳，任海玲，罗志芹，强万敏．(2021)．年轻晚期癌症患者配偶预期性悲伤体验的质性研究．*护士进修杂志, 36*（2），179—184.

匡剑英，雷荣梅，文沙．(2020)．乳腺癌配偶照顾者连带病耻感的影响因素分析．*中国医学创新, 17*（18），124—127.

李婧，顾立学，刘永闯，杨丹．(2016)．正念减压训练对乳腺癌患者配偶焦虑抑郁情绪的影响．*中华行为医学与脑科学杂志, 25*（12），1104—1108.

李珊珊，周展锋．(2014)．书写表达理论研究综述．*现代企业教育,*（6），149.

李婷，张欣宇，臧雪梅，郭立燕．(2018)．恶性肿瘤患者家属焦虑抑郁现况及影响因素探讨．*中国农村卫生事业管理, 38*（1），65—67.

李彤，裴先波，陈晓莉．(2020)．癌症患者接受正念疗法体验质性研究的 Meta 整合．*护理学杂志, 35*（15），80—83.

梁小丽，陈坤嫦，朱文钿，冯平，刘丽萍．(2008)．认知疗法预防胃肠道恶性肿瘤患者术后恶心呕吐的效果．*中国基层医药, 15*（8），1259—1260.

刘方．(2014)．叙事心理治疗的理论述评．*内江师范学院学报, 29*（12），63—67.

罗文．(2015)．叙事疗法概述．*科技展望, 25*（25），250.

马翠．(2021)．*乳腺癌患者家庭复原力现状及其影响因素分析*．硕士学位论文，遵义医科大学．

苗傲霜，蹇英，朱海英．(2011)．癌症化疗患者家庭负担及其影响因素的分析．*蚌埠医学院学报, 36*（12），1393—1395.

明玉君．(2009)．儿童死亡认知发展的特点、影响因素及应对．*现代教育科学,*（6），15—17.

石菊芳，岳馨培，毛阿燕，黄慧瑶，代敏．(2015)．我国人群癌症经济负担研究概况．*全国肿瘤流行病学和肿瘤病因学学术会议论文集,* 193.

田宜禾，吴菁，张蕾，仇晓燕，储静．(2021)．自我表露团体干预疗法国内外研究进展及启示．*医学与哲学, 42*（3），37—40+76.

汪苗，王维利．(2010)．疾病不确定感理论研究现状及应用分析．*护理研究, 24*（10），2638—2640.

王海芳．(2005)．*68 例中晚期癌症病人支持性团体心理治疗的对照研究*．硕士学位论文，苏州大学．

王建平，林文娟．(2000)．结构性心理教育干预在癌病人中的应用．*国外医学（肿瘤学*

分册），*27*（3），156—159.

王捧娥，霍艳．（2009）．认知行为疗法在癌症患者心理护理中的应用．*中国医学创新，6*（36），137.

吴晓闻．（2016）．从家属探讨癌末病人家人关系与忧郁对其预期性悲伤的影响．硕士学位论文，台北护理健康大学．

吴倩倩，林晓骥，蔡丽梦，潘军，郑雪儿，朱鑫浩，……& 林海燕．（2018）．认知行为疗法对改善癌症临终患者家属心理状态的研究．*中国医学伦理学，31*（6），754—757.

许淑蕾．（2017）．正念减压法对恶性肿瘤患者照顾者的应用．*世界最新医学信息文摘，17*（54），173—174.

杨吉星，李深盼，贺俊鹰，梁翔．（2022）．226 例癌症患者陪护家属焦虑现状及其影响因素分析．*实用预防医学，29*（4），410—413.

杨杰，谷寅煜，宋秀岩，李树霞，邢志军，黄跃雁．（2014）．结构式心理干预对肺癌患者术前自我效能感的影响．*中华现代护理杂志，49*（20），2518—2520.

尤丽丽，王田田，弓宸，马慧颖，王峥，续嘉牛，李莉．（2021）．正念减压疗法对癌症患者照顾者干预效果的 meta 分析．*北京医学，43*（5），421—424+430.

余骏雯，黄晓燕．（2021）．母亲罹患乳腺癌对未成年子女的影响及干预研究进展．*护士进修杂志，36*（24），2231—2237.

赵亚波，潘倩霞，孙莉莉，翁雨飒，黄霞光．（2019）．癌症患者疾病恐惧感与自我管理效能的关系研究．*医院管理论坛，36*（8），39—41+26.

赵越，刘均娥．（2017）．正念疗法在乳腺癌患者心理护理中的应用现状．*护理管理杂志，17*（6），412—414.

周芝男，戴佳宁，章琼芝，沈翠珍．（2021）．尊严疗法对癌症晚期患者尊严状况和负性情绪干预效果的 Meta 分析．*护理与康复，20*（10），6—10+16.

Yalom, I., & Leszcz, M.（2010）．*团体心理治疗——理论与实践（第五版）*．北京：中国轻工业出版社．

Abbey, G., Thompson, S. B., Hickish, T., & Heathcote, D.（2015）．A meta-analysis of prevalence rates and moderating factors for cancer-related post-traumatic stress disorder. *Psycho-Oncology, 24*（4），371—381.

Abbott, R. A., Whear, R., Rodgers, L. R., Bethel, A., Thompson Coon, J., Kuyken, W., Stein, K., & Dickens, C.（2014）．Effectiveness of mindfulness-based stress reduction and mindfulness-based cognitive therapy in vascular disease: A systematic review and meta-analysis of randomised controlled trials. *Journal of Psychosomatic Research, 76* (5), 341—351.

Abernethy, A. P., Currow, D. C., Fazekas, B. S., Luszcz, M. A., Wheeler, J. L., & Kuchibhatla, M. (2008). Specialized palliative care services are associated with improved short- and long-term caregiver outcomes. *Supportive Care in Cancer, 16* (6), 585—597.

Acton, G. (2002). Health-promoting self-care in family caregivers. *Western Journal of Nursing Research, 24* (1), 73—86.

Aktas, A., Walsh, D., & Rybicki, L. (2010). Symptom clusters: Myth or reality? *Palliative Medicine, 24* (4), 373—385.

Alderfer, M. A., Navsaria, N., & Kazak, A. E. (2009). Family functioning and posttraumatic stress disorder in adolescent survivors of childhood cancer. *Journal of Family Psychology, 23* (5), 717—725.

Al-Gamal, E. (2013). Quality of life and anticipatory grieving among parents living with a child with cerebral palsy. *International Journal of Nursing Practice, 19* (3), 288—294.

Aloi, J. A. (2009). The nurse and the use of narrative: An approach to caring. *Journal of Psychiatric and Mental Health Nursing, 16* (8), 711—715.

Amarsheda, S. B., & Bhise, A. R. (2021). Association of fatigue, quality of life and functional capacity in breast cancer patients receiving adjuvant chemotherapy. *Asian Pacific Journal of Cancer Care, 6* (1), 59—64.

Anderson, W. G., Alexander, S. C., Rodriguez, K. L., Jeffreys, A. S., Olsen, M. K., Pollak, K. I., Tulsky, J. A., & Arnold, R. M. (2008). "What concerns me is..." Expression of emotion by advanced cancer patients during outpatient visits. *Supportive Care in Cancer, 16* (7), 803—811.

Applebaum, A. J., & Breitbart, W. (2013). Care for the cancer caregiver: A systematic review. *Palliative and Supportive Care, 11* (3), 231—252.

Applebaum, A. J., Kulikowski, J. R., & Breitbart, W. (2015). Meaning-centered psychotherapy for cancer caregivers (MCP-C) : Rationale and overview. *Palliative and Supportive Care, 13*（6）, 1631—1641.

Applebaum, A. J., Lichtenthal, W. G., Pessin, H. A., Radomski, J. N., & Breitbart, W.（2012）. Factors associated with attrition from a randomized controlled trial of meaning-centered group psychotherapy for patients with advanced cancer. *Psycho-Oncology, 21*（11）, 1195–1204.

Areia, N., Fonseca, G., Major, S., & Relvas, A.（2019）. Psychological morbidity in family caregivers of people living with terminal cancer: Prevalence and predictors. *Palliative and Supportive Care, 17*, 286—293.

Arora, A., Saini, S. K., Nautiyal, V., Verma, S. K., Gupta, M., Kalra, B. P., & Ahmad, M.（2019）. Cancer pain, anxiety, and depression in admitted patients at a tertiary care hospital: A prospective observational study. *Indian Journal of Palliative Care, 25*（4）, 562—566.

Ashbury, F. D., Findlay, H., Reynolds, B., & McKerracher, K.（1998）. A Canadian survey of cancer patients' experiences: Are their needs being met? *Journal of Pain and Symptom Management, 16*（5）, 298—306.

Au, A., Lam, W. W. T., Kwong, A., Suen, D., Tsang, J., Yeo, W., Suen, J., Ho, W. M., Yau, T. K., Soong, I., Wong, K. Y., Sze, W. K., Ng, A., Girgis, A., & Fielding, R.（2011）. Validation of the Chinese version of the short-form supportive care needs survey questionnaire（SCNS-SF34-C）. *Psycho-Oncology, 20*（12）, 1292—1300.

Avis, N. E., Levine, B. J., Case, L. D., Naftalis, E. Z., & Van Zee, K. J.（2015）. Trajectories of depressive symptoms following breast cancer diagnosis. *Cancer Epidemiology, Biomarkers and Prevention, 24*（11）, 1780—1705.

Ayres, L.（2000）. Narratives of family caregiving: The process of making meaning. *Research in Nursing and Health, 23*（6）, 424—434.

Bachner, Y. G., & Carmel, S.（2009）. Open communication between caregivers and terminally ill cancer patients: The role of caregivers' characteristics and situational variables. *Health Communication, 24*（6）, 524—531.

Badr, H., & Taylor, C. L. C.（2006）. Social constraints and spousal communication in lung cancer. *Psycho-Oncology, 15*（8）, 673—683.

Baer, R. A.（2003）. Mindfulness training as a clinical intervention: A conceptual and empirical review. *Clinical Psychology: Science and Practice, 10*（2）, 125—143.

Bai, M., & Lazenby, M.（2015）. A systematic review of associations between spiritual well-being and quality of life at the scale and factor levels in studies among patients with cancer. *Journal of Palliative Medicine, 18*（3）, 286—298.

Bair, M. J., Robinson, R. L., & Kroenke, K.（2003）. Depression and pain comorbidity: A literature review. *Archives of Internal Medicine, 163*, 2433—2445.

Baker, P., Beesley, H., Fletcher, I., Ablett, J., Holcombe, C., & Salmon, P.（2016）. "Getting back to normal" or "a new type of normal"？ A qualitative study of patients' responses to the existential threat of cancer. *European Journal of Cancer Care, 25*（1）, 180—189.

Bakitas, M. A., Tosteson, T. D., Li, Z., Lyons, K. D., Hull, J. G., Li, Z., Dionne-Odom, J. N., Frost, J., Dragnev, K. H., Hegel, M. T., Azuero, A., & Ahles, T. A.（2015）. Early versus delayed initiation of concurrent palliative oncology care: Patient outcomes in the ENABLE Ⅲ randomized controlled trial. *Journal of Clinical Oncology, 33*（13）, 1438—1445.

Bakitas, M., Lyons, K. D., Hegel, M. T., Balan, S., Brokaw, F. C., Seville, J., Hull, J. G., Li, Z., Tosteson, T. D., Byock, I. R., & Ahles, T. A.（2009）. Effects of a palliative care intervention on clinical outcomes in patients with advanced cancer: The Project ENABLE Ⅱ randomized controlled trial. *JAMA, 302*（7）, 741—749.

Barber, B., Dergousoff, J., Slater, L., Harris, J., O'Connell, D., El-Hakim, H., Biron, V. L., Mitchell, N., & Seikaly, H.（2016）. Depression and survival in patients with head and neck cancer: A systematic review. *JAMA, 142*（3）, 284—288.

Barinková, K., & Mesároová, M.（2013）. Anger, coping, and quality of life in female cancer patients. *Social Behavior and Personality, 41*（1）, 135—142.

Barnes, A., Yeo, T., Leiby, B., Kay, A., & Winter, J.（2018）. Pancreatic cancer-associated depression: A case report and review of the literature. *Pancreas, 47*, 1065—1077.

Batty, G. D., Whitley, E., Gale, C. R., Osborn, D., Tynelius, P., & Rasmussen, F.（2012）. Impact of mental health problems on case fatality in male cancer patients. *British Journal of Cancer, 106*（11）, 1842—1845.

Baumeister, R. F.（2002）. Ego depletion and self-control failure: An energy model of the self's executive function. *Self and Identity, 1*（2）, 129—136.

Berger, A. M., Mooney, K., Alvarez-Perez, A., Breitbart, W. S., Carpenter, K. M., Cella, D., Cleeland, C., Dotan, E., Eisenberger, M. A., Escalante, C. P., Jacobsen, P. B., Jankowski, C., LeBlanc, T., Ligibel, J. A., Loggers, E. T., Mandrell, B., Murphy, B. A., Palesh, O., Pirl, W. F., Plaxe, S. C., ⋯ & National comprehensive cancer network.（2015）. Cancer-related fatigue, Version 2. *Journal of the National Comprehensive Cancer Network, 13*（8）, 1012—1039.

Berry, L. L., Dalwadi, S. M., & Jacobson, J. O.（2017）. Supporting the supporters: What family caregivers need to care for a loved one with cancer. *Journal of Oncology Practice, 13*（1）, 35—41.

Besley, A. C.（2010）. Foucault and the turn to narrative therapy. *British Journal of Guidance and Counselling, 30*（2）, 125—143.

Billings, A. G., & Moos, R. H.（1981）. The role of coping responses and social resources in attenuating the stress of life events. *Journal of Behavioral Medicine, 4*（2）, 139—157.

Bishop, M. M., Beaumont, J. L., Hahn, E. A., Cella, D., Andrykowski, M. A., Brady, M. J., Horowitz, M. M., Sobocinski, K. A., Rizzo, J. D., & Wingard, J. R.（2007）. Late effects of cancer and hematopoietic stem-cell transplantation on spouses or partners compared with survivors and survivor-matched controls. *Journal of Clinical Oncology, 25*（11）, 1403—1411.

Bonevski, B., Sanson-Fisher, R., Girgis, A., Burton, L., Cook, P., Boyes, A., & Group, S. C. R.（2000）. Evaluation of an instrument to assess the needs of patients with cancer. *Cancer, 88*（1）, 217—225.

Bower, J. E., Ganz, P. A., Desmond, K. A., Rowland, J. H., Meyerowitz, B. E., & Belin, T. R.（2000）. Fatigue in breast cancer survivors: Occurrence, correlates, and impact on quality of life. *Journal of Clinical Oncology, 18*（4）, 743—753.

Boyd, C. P., Gullone, E., Needleman, G. L., & Burt, T.（1997）. The family environment scale: Reliability and normative data for an adolescent sample. *Family Process, 36*（4）, 369—373.

Boyes, A., Girgis, A., & Lecathelinais, C.（2009）. Brief assessment of adult cancer patients' perceived needs: Development and validation of the 34-item Supportive Care Needs Survey (SCNS-SF34). *Journal of Evaluation in Clinical Practice, 15* (4), 602—606.

Boyes, A., Girgis, A., D'Este, C., Zucca, A., Lecathelinais, C., & Carey, M. L. (2013). Prevalence and predictors of the short-term trajectory of anxiety and depression in the first year after a cancer diagnosis: A population-based longitudinal study. *Journal of Clinical Oncology, 31* (21), 2724—2729.

Breitbart, W., Poppito, S., Rosenfeld, B., Vickers, A. J., Li, Y., Abbey, J., Olden, M., Pessin, H., Lichtenthal, W., Sjoberg, D., & Cassileth, B. R. (2012). Pilot randomized controlled trial of individual meaning-centered psychotherapy for patients with advanced cancer. *Journal of Clinical Oncology, 30* (12), 1304—1309.

Breitbart, W., Rosenfeld, B., Pessin, H., Applebaum, A., & Lichtenthal, W. G. (2015). Meaning-centered group psychotherapy: An effective intervention for improving psychological well-being in patients with advanced cancer. *Journal of Clinical Oncology, 33* (7), 749—754.

Brintzenhofe-Szoc, K. M., Levin, T. T., Li, Y., Kissane, D. W., & Zabora, J. R. (2009). Mixed anxiety/depression symptoms in a large cancer cohort: Prevalence by cancer type. *Psychosomatics, 50* (4), 383—391.

Bruce, C. A. (2007). Helping patients, families, caregivers, and physicians, in the grieving process. *Journal of Osteopathic Medicine, 107* (s7), ES33—ES40.

Bultz, B. D., Speca, M., Brasher, P. M., Geggie, P. H., & Page, S. A. (2000). A randomized controlled trial of a brief psychoeducational support group for partners of early stage breast cancer patients. *Psycho-Oncology, 9* (4), 303—313.

Butow, P. N., Brown, R. F., Cogar, S., Tattersall, M. H. N., & Dunn, S. M. (2002). Oncologists' reactions to cancer patients' verbal cues. *Psycho-Oncology, 11* (1), 47—58.

Bužgová, R., Hajnová, E., Sikorová, L., & Jarošová, D. (2014). Association between unmet needs and quality of life in hospitalised cancer patients no longer receiving anti-cancer treatment. *European Journal of Cancer Care, 23* (5), 685—694.

Cafaro, V., Iani, L., Costantini, M., & Di Leo, S. (2019). Promoting post-traumatic growth in cancer patients: A study protocol for a randomized controlled trial of guided written disclosure. *Journal of Health Psychology, 24*（2）, 240—253.

Calhoun, L., Tedeschi, R., Cann, A., & Hanks, E.（2010）. Positive outcomes following bereavement: Paths to posttraumatic growth. *Psychologica Belgica, 50*（1—2）, 125—143.

Cameron, J. I., Shin, J. L., Williams, D., & Stewart, D. E.（2004）. A brief problem-solving intervention for family caregivers to individuals with advanced cancer. *Journal of Psychosomatic Research, 57*（2）, 137—143.

Carlson, M. D., Herrin, J., Du, Q., Epstein, A. J., Barry, C. L., Morrison, R. S., Back, A. L., & Bradley, E. H.（2010）. Impact of hospice disenrollment on health care use and medicare expenditures for patients with cancer. *Journal of Clinical Oncology, 28*（28）, 4371—4375.

Carter, N., Bryant-Lukosius, D., DiCenso, A., Blythe, J., & Neville, A. J.（2011）. The supportive care needs of men with advanced prostate cancer. *Oncology Nursing Forum,38*（2）, 189—198.

Carter, P. A., & Chang, B. L.（2000）. Sleep and depression in cancer caregivers. *Cancer Nursing, 23*（6）, 410—415.

Caserta, M., Utz, R., Lund, D., Supiano, K., & Donaldson, G.（2019）. Cancer caregivers' preparedness for loss and bereavement outcomes: Do preloss caregiver attributes matter? *Omega, 80*（2）, 224—244.

Cella, D., Davis, K., Breitbart, W., & Curt, G.（2001）. Cancer-related fatigue: Prevalence of proposed diagnostic criteria in a United States sample of cancer survivors. *Journal of Clinical Oncology, 19*（14）, 3385—3391.

Chang, Y. J., Kwon, Y. C., Lee, W. J., Do, Y. R., Seok, L. K., Kim, H. T., Park, S. R., Hong, Y. S., Chung, I. J., & Yun, Y. H.（2013）. Burdens, needs and satisfaction of terminal cancer patients and their caregivers. *Asian Pacific Journal of Cancer Prevention, 14*（1）, 209—216.

Chapple, A., Ziebland, S., & Mcpherson, A.（2004）. Stigma, shame, and blame experienced by patients with lung cancer: Qualitative study. *BMJ (Clinical research ed.), 328*（7454）, 1470.

Charalambous, A., & Kouta, C.（2016）. Cancer related fatigue and quality of life in patients with advanced prostate cancer undergoing chemotherapy. *Biomed Research International, 2016*, 3989286.

Chidobem, I., Tian, F., Mgbodile, C., Mgbodile, F., Jokar, T. O., Ogbuokiri, E., & Khan, N.（2022）. Assessing the relationship between socioeconomic status, race, and psychological distress in cancer survivors: A population based study. *Current Oncology (Toronto, Ont.), 29*（4）, 2575—2582.

Chin, J. C., & Lin, M. H.（2021）. Children's experiences of living with maternal breast cancer: A qualitative study. *Journal of Advanced Nursing, 77*（8）, 3446—3457.

Chochinov, H. M., Hassard, T., McClement, S., Hack, T., Kristjanson, L. J., Harlos, M., Sinclair, S., & Murray, A.（2008）. The patient dignity inventory: A novel way of measuring dignity-related distress in palliative care. *Journal of Pain and Symptom Management, 36*（6）, 559—571.

Chochinov, H. M., Hack, T., Hassard, T., Kristjanson, L. J., McClement, S., & Harlos, M. （2005）. Dignity therapy: A novel psychotherapeutic intervention for patients near the end of life. *Journal of Clinical Oncology, 23*（24）, 5520—5525.

Christakis, N. A., & Iwashyna, T. J.（2003）. The health impact of health care on families: A matched cohort study of hospice use by decedents and mortality outcomes in surviving, widowed spouses. *Social Science and Medicine, 57*（3）, 465—475.

Ciaramella, A., & Poli, P.（2001）. Assessment of depression among cancer patients: The role of pain, cancer type and treatment. *Psycho-Oncology, 10*（2）, 156—165.

Classen, C. C., Kraemer, H. C., Blasey, C., Giese-Davis, J., Koopman, C., Palesh, O. G., Atkinson, A., Dimiceli, S., Stonisch-Riggs, G., Westendorp, J., Morrow, G. R., & Spiegel, D.（2008）. Supportive–expressive group therapy for primary breast cancer patients: A randomized prospective multicenter trial. *Psycho-Oncology, 17*（5）, 438—447.

Classen, C., Butler, L. D., Koopman, C., Miller, E., & Spiegel, D.（2001）. Supportive-expressive group therapy and distress in patients with metastatic breast cancer: A randomized clinical intervention trial. *Archives of General Psychiatry, 58*（5）, 494—501.

Cline, R. J., Harper, F. W., Penner, L. A., Peterson, A. M., Taub, J. W., & Albrecht, T. L.（2006）. Parent communication and child pain and distress during painful pediatric cancer treatments. *Social Science and Medicine, 63*（4）, 883—898.

Clukey, L. (2007). "Just Be There": Hospice caregivers' anticipatory mourning experience. *Journal of Hospice and Palliative Nursing, 9* (3), 150—158.

Coelho, A., de Brito, M., Teixeira, P., Frade, P., Barros, L., & Barbosa, A. (2020). Family caregivers' anticipatory grief: A conceptual framework for understanding its multiple challenges. *Qualitative Health Research, 30* (5), 693—703.

Cordova, M. J., Riba, M. B., & Spiegel, D. (2017). Post-traumatic stress disorder and cancer. *The Lancet Psychiatry, 4* (4), 330—338.

Coulson, N. S., & Buchanan, H. (2008). Self-reported efficacy of an online dental anxiety support group: A pilot study. *Community Dentistry and Oral Epidemiology, 36* (1), 43—46.

Creswell, J. D. (2016). Mindfulness interventions. *Annual Review of Psychology, 68* (1), 491—516.

Cummings, J. A., Hayes, A. M., Saint, D. S., & Park, J. (2014). Expressive writing in psychotherapy: A tool to promote and track therapeutic change. *Professional Psychology: Research and Practice, 45* (5), 378—386.

Dai, L., & Wang, L. (2015). Review of family functioning. *Open Journal of Social Sciences, 3* (12), 134—141.

Dankert, A., Duran, G., Engst-Hastreiter, U., Keller, M., Waadt, S., Henrich, G., & Herschbach, P. (2003). Fear of progression in patients with cancer, diabetes mellitus and chronic arthritis. *Die Rehabilitation, 42* (3), 155—163.

Davey, M. P., Kissil, K., Lynch, L., Harmon, L. R., & Hodgson, N. (2013). A culturally adapted family intervention for African American families coping with parental cancer: Outcomes of a pilot study. *Psycho-Oncology, 22* (7), 1572—1580.

Deaton, A. V. (1986). Denial in the aftermath of traumatic head injury: Its manifestations, measurement, and treatment. *Rehabilitation Psychology, 31* (4), 231—240.

Dehghan, R., Ramakrishnan, J., Uddin-Ahmed, N., & Harding, R. (2012). "They patiently heard what we had to say⋯ this felt different to me": The palliative care needs and care experiences of advanced cancer patients and their families in Bangladesh. *BMJ Supportive and Palliative Care, 2* (2), 145—149.

Del-Pino-Casado, R., Frías-Osuna, A., Palomino-Moral, P. A., Ruzafa-Martínez, M., & Ramos-Morcillo, A. J. (2018). Social support and subjective burden in caregivers of adults and older adults: A meta-analysis. *PLoS One, 13* (1), e0189874.

Del-Pino-Casado, R., Priego-Cubero, E., López-Martínez, C., & Orgeta, V. (2021). Subjective caregiver burden and anxiety in informal caregivers: A systematic review and meta-analysis. *PLoS One, 16* (3), e0247143.

Die Trill, M. (2012). Psychological aspects of depression in cancer patients: An update. *Annals of Oncology, 23* (Suppl. 10), x302—x305.

Dijkstra, A., Buunk, A. P., Tóth, G., & Jager, N. (2007). Psychological adjustment to chronic illness: The role of prototype evaluation in acceptance of illness. *Journal of Applied Biobehavioral Research, 12* (3—4), 119—140.

Dinkel, A., & Herschbach, P. (2018). Fear of progression in cancer patients and survivors. *Recent Results in Cancer Research, 210*, 13—33.

Dionne-Odom, J. N., Demark-Wahnefried, W., Taylor, R. A., Rocque, G. B., Azuero, A., Acemgil, A., Martin, M. Y., Astin, M., Ejem, D., Kvale, E., Heaton, K., Pisu, M., Partridge, E. E., & Bakitas, M. A. (2017). The self-care practices of family caregivers of persons with poor prognosis cancer: Differences by varying levels of caregiver well-being and preparedness. *Support Care Cancer, 25* (8), 2437—2444.

Donovan, K. A., Small, B. J., Andrykowski, M. A., Munster, P., & Jacobsen, P. B. (2007). Utility of a cognitive-behavioral model to predict fatigue following breast cancer treatment. *Health Psychology, 26* (4), 464—472.

Drageset, S., Lindstrøm, T. C., & Underlid, K. (2016). "I just have to move on": Women's coping experiences and reflections following their first year after primary breast cancer surgery. *European Journal of Oncology Nursing, 21*, 205—211.

Duan, W. (2014). Disagreements of studies on mindfulness: Conceptualization and measurements. *Advances in Psychological Science, 22* (10), 1—17.

Duran, B. (2013). Posttraumatic growth as experienced by childhood cancer survivors and their families: A narrative synthesis of qualitative and quantitative research. *Journal of Pediatric Oncology Nursing, 30* (4), 179—197.

Edwards, B., & Clarke, V. (2004). The psychological impact of a cancer diagnosis on families: The influence of family functioning and patients' illness characteristics on depression and anxiety. *Psycho-Oncology, 13*（8）, 562—576.

Edwards, B., & Clarke, V.（2005）. The validity of the family relationships index as a screening tool for psychological risk in families of cancer patients. *Psycho-Oncology, 14*（7）, 546—554.

Edwards, L., Watson, M., St James-Roberts, I., Ashley, S., Tilney, C., Brougham, B., Osborn, T., Baldus, C., & Romer, G.（2008）. Adolescent's stress responses and psychological functioning when a parent has early breast cancer. *Psycho-Oncology, 17*（10）, 1039—1047.

Eggly, S., Albrecht, T. L., Harper, F. W., Foster, T., Franks, M. M., & Ruckdeschel, J. C. （2008）. Oncologists' recommendations of clinical trial participation to patients. *Patient Education and Counseling, 70*（1）, 143—148.

Eilenberg, T., Frostholm, L., Schröder, A., Jensen, J. S., & Fink, P.（2015）. Long-term consequences of severe health anxiety on sick leave in treated and untreated patients: Analysis alongside a randomised controlled trial. *Journal of Anxiety Disorders, 32*, 95—102.

Epstein, N. B., Baldwin, L. M., & Bishop, D. S.（1983）. The McMaster family assessment device. *Journal of Marital and Family Therapy, 9*（2）, 171—180.

Erbil, P., Razavi, D., Farvacques, C., Bilge, N., Paesmans, M., & Van Houtte, P. （1996）. Cancer patients psychological adjustment and perception of illness: Cultural differences between Belgium and Turkey. *Support Care Cancer, 4*（6）, 455—461.

Faggiano, F., Partanen, T., Kogevinas, M., & Boffetta, P.（1997）. Socioeconomic differences in cancer incidence and mortality. *IARC Scientific Publications,*（138）, 65—176.

Fawzy, F. I., Canada, A. L., & Fawzy, N. W.（2003）. Malignant melanoma: Effects of a brief, structured psychiatric intervention on survival and recurrence at 10-year follow-up. *Archives of General Psychiatry, 60*（1）, 100—103.

Fawzy, F. I., Kemeny, M. E., Fawzy, N. W., Elashoff, R., Morton, D., Cousins, N., & Fahey, J. L.（1990）. A structured psychiatric intervention for cancer patients: Ⅱ. Changes over time in immunological measures. *Archives of General Psychiatry, 47*

(8), 729—735.

Fenn, K. M., Evans, S. B., McCorkle, R., DiGiovanna, M. P., Pusztai, L., Sanft, T., Hofstatter, E. W., Killelea, B. K., Knobf, M. T., Lannin, D. R., Abu-Khalaf, M., Horowitz, N. R., & Chagpar, A. B. (2014). Impact of financial burden of cancer on survivors' quality of life. *Journal of Oncology Practice, 10* (5), 332—338.

Fife, B. L., & Wright, E. R. (2000). The dimensionality of stigma: A comparison of its impact on the self of persons with HIV/AIDS and cancer. *Journal of Health and Social Behavior, 41* (1), 50—67.

Fitzgerald, P., Li, M., Grassi, L., & Rodin, G. (2014). Pharmacotherapy of depression in cancer patients. In: L. Grassi & M. Riba (Eds.), *Psychopharmacology in oncology and palliative care: A practical manual* (pp. 145—161). Berlin, Heidelberg: Springer.

Fleming, D. A., Sheppard, V. B., Mangan, P. A., Taylor, K. L., Tallarico, M., Adams, I., & Ingham, J. (2006). Caregiving at the end of life: Perceptions of health care quality and quality of life among patients and caregivers. *Journal of Pain and Symptom Management, 31* (5), 407—420.

Fortinsky, R. H., Kercher, K., & Burant, C. J. (2002). Measurement and correlates of family caregiver self-efficacy for managing dementia. *Aging and Mental Health, 6* (2), 153—160.

Frattaroli, J. (2006). Experimental disclosure and its moderators: A meta-analysis. *Psychological Bulletin, 132* (6), 823—865.

Fredrickson, B. L., & Branigan, C. (2005). Positive emotions broaden the scope of attention and thought-action repertoires. *Cognition and Emotion, 19* (3), 313—332.

Frikkel, J., Götte, M., Beckmann, M., Kasper, S., Hense, J., Teufel, M., Schuler, M., & Tewes, M. (2020). Fatigue, barriers to physical activity and predictors for motivation to exercise in advanced cancer patients. *BMC Palliative Care, 19* (1), 43.

Fujinami, R., Sun, V., Zachariah, F., Uman, G., Grant, M., & Ferrell, B. (2015). Family caregivers' distress levels related to quality of life, burden, and preparedness. *Psycho-Oncology, 24* (1), 54—62.

Gatchel, R., Peng, Y., Peters, M., Fuchs, P., & Turk, D. (2007). The biopsychosocial approach to chronic pain: Scientific advances and future directions. *Psychological*

Bulletin, 133（4）, 581—624.

Gaugler, J. E., Linder, J., Given, C. W., Kataria, R., Tucker, G., & Regine, W. F.（2009）. Family cancer caregiving and negative outcomes: The direct and mediational effects of psychosocial resources. *Journal of Family Nursing, 15*（4）, 417—444.

Gellaitry, G., Peters, K., Bloomfield, D., & Horne, R.（2010）. Narrowing the gap: The effects of an expressive writing intervention on perceptions of actual and ideal emotional support in women who have completed treatment for early stage breast cancer. *Psycho-Oncology, 19*（1）, 77—84.

Gerhart, J. I., Sanchez Varela, V., Burns, J. W., Hobfoll, S. E., & Fung, H. C.（2015）. Anger, provider responses, and pain: Prospective analysis of stem cell transplant patients. *Health Psychology, 34*（3）, 197—206.

Gerhart, J., Schmidt, E., Lillis, T., O'Mahony, S., Duberstein, P., & Hoerger, M.（2017）. Anger proneness and prognostic pessimism in men with prostate cancer. *American Journal of Hospice and Palliative Care, 34*（6）, 497—504.

Giese-Davis, J., Collie, K., Rancourt, K. M., Neri, E., Kraemer, H. C., & Spiegel, D.（2011）. Decrease in depression symptoms is associated with longer survival in patients with metastatic breast cancer: A secondary analysis. *Journal of Clinical Oncology, 29*（4）, 413—420.

Girgis, A., Lambert, S. D., McElduff, P., Bonevski, B., Lecathelinais, C., Boyes, A., & Stacey, F.（2013）. Some things change, some things stay the same: A longitudinal analysis of cancer caregivers' unmet supportive care needs. *Psycho-Oncology, 22*（7）, 1557—1564.

Girgis, A., Lambert, S., & Lecathelinais, C.（2011）. The supportive care needs survey for partners and caregivers of cancer survivors: Development and psychometric evaluation. *Psycho-Oncology, 20*（4）, 387—393.

Girgis, A., Lambert, S., Johnson, C., Waller, A., & Currow, D.（2013）. Physical, psychosocial, relationship, and economic burden of caring for people with cancer: A review. *Journal of Oncology Practice, 9*（4）, 197—202.

Given, B. A., Sherwood, P. R., & Given, C. W.（2009）. Family care during cancer care. In: S. M. Miller, D. Bowen, R. T. Croyle, & J. H. Rowland（Eds.）, *Handbook of cancer control and behavioral science: A resource for researchers, practitioners, and policymakers* (pp. 391—408). American Psychological Association.

Given, B. A., Given, C. W., & Kozachik, S. (2001). Family support in advanced cancer. *CA: Cancer Journal for Clinicians, 51* (4), 213—231.

Given, C. W., Given, B., Stommel, M., Collins, C., King, S., & Franklin, S. (1992). The Caregiver Reaction Assessment (CRA) for caregivers to persons with chronic physical and mental impairments. *Research in Nursing and Health, 15* (4), 271—283.

Godkin, M. A., Krant, M. J., & Doster, N. J. (1983). The impact of hospice care on families. *International Journal of Psychiatry in Medicine, 13* (2), 153—165.

Goedendorp, M. M., Knoop, H., Gielissen, M., Verhagen, C. A. H. H. V. M., & Bleijenberg, G. (2014). The effects of cognitive behavioral therapy for postcancer fatigue on perceived cognitive disabilities and neuropsychological test performance. *Journal of Pain and Symptom Management, 47* (1), 35—44.

Goldberger, L. (1983). The concept and mechanism of denial: A selective overview. In: S. Breznitz (Ed.), *The denial of stress* (pp. 83—95). New York: International Universities Press.

Gomes, B., Calanzani, N., Curiale, V., McCrone, P., & Higginson, I. J. (2013). Effectiveness and cost-effectiveness of home palliative care services for adults with advanced illness and their caregivers. *Cochrane Database Syst Rev, 2013* (6), CD007760.

Grant, M., Sun, V., Fujinami, R., Sidhu, R., Otis-Green, S., Juarez, G., Klein, L., & Ferrell, B. (2013). Family caregiver burden, skills preparedness, and quality of life in non-small cell lung cancer. *Oncology Nursing Forum, 40* (4), 337—346.

Greenwood, K. A., Thurston, R., Rumble, M., Waters, S. J., & Keefe, F. J. (2003). Anger and persistent pain: Current status and future directions. *Pain, 103* (1—2), 1—5.

Greer, J. A., Pirl, W. F., Jackson, V. A., Muzikansky, A., Lennes, I. T., Heist, R. S., Gallagher, E. R., & Temel, J. S. (2012). Effect of early palliative care on chemotherapy use and end-of-life care in patients with metastatic non-small-cell lung cancer. *Journal of Clinical Oncology, 30* (4), 394—400.

Greer, J. A., Traeger, L., Bemis, H., Solis, J., Hendriksen, E. S., Park, E. R., Pirl, W. F.,

Temel, J. S., Prigerson, H. G., & Safren, S. A. (2012). A pilot randomized controlled trial of brief cognitive-behavioral therapy for anxiety in patients with terminal cancer. *Oncologist, 17* (10), 1337—1345.

Greer, S. C., Moorey, S., Baruch, J., Watson, M., Robertson, B., Mason, A., Rowden, L., Law, M., Bliss, J., & Baij, D. G. (1992). Adjuvant psychological therapy for patients with cancer: A prospective randomised trial. *British Medical Journal, 304* (6828), 675—680.

Groenvold, M., Petersen, M. A., Idler, E., Bjorner, J. B., Fayers, P. M., & Mouridsen, H. T. (2007). Psychological distress and fatigue predicted recurrence and survival in primary breast cancer patients. *Breast Cancer Research and Treatment, 105* (2), 209—219.

Grotmol, K. S., Lie, H. C., Hjermstad, M. J., Aass, N., Currow, D., Kaasa, S., Moum, T. Å., Pigni, A., Loge, J. H., & European Palliative Care Research Collaborative (EPCRC). (2017). Depression—a major contributor to poor quality of life in patients with advanced cancer. *Journal of Pain and Symptom Management, 54* (6), 889—897.

Grunfeld, E., Coyle, D., Whelan, T., Clinch, J., Reyno, L., Earle, C. C., Willan, A., Viola, R., Coristine, M., Janz, T., & Glossop, R. (2004). Family caregiver burden: Results of a longitudinal study of breast cancer patients and their principal caregivers. *Canadian Medical Association Journal, 170* (12), 1795—1801.

Guglietti, C. L., Rosen, B., Murphy, K. J., Laframboise, S., Dodge, J., Ferguson, S., Katz, J., & Ritvo, P. (2010). Prevalence and predictors of posttraumatic stress in women undergoing an ovarian cancer investigation. *Psychological Services, 7* (4), 266—274.

Gupta, D., Lis, C. G., & Grutsch, J. F. (2007). The relationship between cancer-related fatigue and patient satisfaction with quality of life in cancer. *Journal of Pain and Symptom Management, 34* (1), 40—47.

Gutiérrez-Colina, A. M., Lee, J. L., VanDellen, M., Mertens, A., Marchak, J. G., et al. (2017). Family functioning and depressive symptoms in adolescent and young adult cancer survivors and their families: A dyadic analytic approach. *Journal of Pediatric Psychology, 42* (1), 19—27.

Hack, T. F., McClement, S. E., Chochinov, H. M., Cann, B. J., Hassard, T. H., Kristjanson, L. J., & Harlos, M.（2010）. Learning from dying patients during their final days: Life reflections gleaned from dignity therapy. *Palliative Medicine, 24*（7）, 715—723.

Hagedoorn, M., Buunk, B. P., Kuijer, R. G., Wobbes, T., & Sanderman, R.（2000）. Couples dealing with cancer: Role and gender differences regarding psychological distress and quality of life. *Psycho-Oncology, 9*（3）, 232—242.

Hagerty, R. G., Butow, P. N., Ellis, P. A., Lobb, E. A., Pendlebury, S., Leighl, N., Goldstein, D., Lo, S. K., & Tattersall, M. H.（2004）. Cancer patient preferences for communication of prognosis in the metastatic setting. *Journal of Clinical Oncology, 22*（9）, 1721—1730.

Hall, S., Edmonds, P., Harding, R., Chochinov, H., & Higginson, I. J.（2009）. Assessing the feasibility, acceptability and potential effectiveness of Dignity Therapy for people with advanced cancer referred to a hospital-based palliative care team: Study protocol. *BMC Palliative Care, 8*（1）, 1—8.

Hammermüller, C., Hinz, A., Dietz, A., Wichmann, G., Pirlich, M., Berger, T., Zimmermann, K., Neumuth, T., Mehnert-Theuerkauf, A., Wiegand, S., & Zebralla, V.（2021）. Depression, anxiety, fatigue, and quality of life in a large sample of patients suffering from head and neck cancer in comparison with the general population. *BMC Cancer, 21*（1）, 94.

Hanratty, B., Holland, P., Jacoby, A., & Whitehead, M.（2007）. Review article: Financial stress and strain associated with terminal cancer—a review of the evidence. *Palliative Medicine, 21*（7）, 595—607.

Harifi, S., SeyedAlinaghi, S., Qorbani, M., & Mahmoodi, Z.（2021）. The relationship between social roles and psychosocial adjustment in women with HIV: A structural equation model. *Brain and Behavior, 11*（1）, e01943.

Harvey, J., Sanders, E., Ko, L., Manusov, V., & Yi, J.（2018）. The impact of written emotional disclosure on cancer caregivers' perceptions of burden, stress, and depression: A randomized controlled trial. *Health Communication, 33*（7）, 824—832.

Hashemi, M., Irajpour, A., & Taleghani, F.（2018）. Caregivers needing care: The unmet needs of the family caregivers of end-of-life cancer patients. *Supportive Care in*

Cancer, 26 (3), 759—766.

Hawkins, N. A., Smith, T., Zhao, L., Rodriguez, J., Berkowitz, Z., & Stein, K. D. (2010). Health-related behavior change after cancer: Results of the American Cancer Society's studies of cancer survivors (SCS). *Journal of Cancer Survivorship, 4* (1), 20—32.

Hayes, S. C., Strosahl, K. D., & Wilson, K. G. (2005). *Acceptance and commitment therapy: An experiential approach to behavior change.* New York: Guilford.

He, Y., Su, Y., Zeng, J., Chong, W., Hu, X., Zhang, Y., & Peng, X. (2022). Cancer-specific survival after diagnosis in men versus women: A pan-cancer analysis. *MedComm (2020), 3* (3), e145.

Hebert, R. S., Schulz, R., Copeland, V. C., & Arnold, R. M. (2009). Preparing family caregivers for death and bereavement—Insights from caregivers of terminally ill patients. *Journal of Pain and Symptom Management, 37* (1), 3—12.

Henry, D. H., Viswanathan, H. N., Elkin, E. P., Traina, S., Wade, S., & Cella, D. (2008). Symptoms and treatment burden associated with cancer treatment: Results from a cross-sectional national survey in the U.S. *Support Care Cancer, 16* (7), 791—801.

Herschbach, P., Keller, M., Knight, L., Brandl, T., Huber, B., Henrich, G., & Marten-Mittag, B. (2004). Psychological problems of cancer patients: A cancer distress screening with a cancer-specific questionnaire. *British Journal of Cancer, 91* (3), 504—511.

Ho, R. T. H., Fong, T. C. T., Lo, P. H. Y., Ho, S. M. Y., Lee, P. W. H., Leung, P. P. Y., Spiegel, D., & Chan, C. L. W. (2016). Randomized controlled trial of supportive-expressive group therapy and body-mind-spirit intervention for Chinese non-metastatic breast cancer patients. *Supportive Care in Cancer, 24* (12), 4929—4937.

Hodges, L. J., Humphris, G. M., & Macfarlane, G. (2005). A meta-analytic investigation of the relationship between the psychological distress of cancer patients and their carers. *Social Science and Medicine, 60* (1), 1—12.

Hohashi, N., Honda, J., & Kong, S. K. (2008). Validity and reliability of the Chinese version of the Feetham Family Functioning Survey (FFFS). *Journal of Family Nursing, 14* (2), 201—223.

Hosaka, T. (1996). A pilot study of a structured psychiatric intervention for Japanese women with breast cancer. *Psycho-Oncology, 5* (1), 59—64.

Hosaka, T., Sugiyama, Y., Tokuda, Y., & Okuyama, T. (2010). Persistent effects of a structured psychiatric intervention on breast cancer patients' emotions. *Psychiatry and Clinical Neurosciences, 54* (5), 559—563.

Houmann, L. J., Rydahl-Hansen, S., Chochinov, H. M., Kristjanson, L. J., & Groenvold, M. (2010). Testing the feasibility of the Dignity Therapy interview: Adaptation for the Danish culture. *BMC Palliative Care, 9* (1), 21.

Houtzager, B. A., Oort, F. J., Hoekstra-Weebers, J. E., Caron, H. N., Grootenhuis, M. A., & Last, B. F. (2004). Coping and family functioning predict longitudinal psychological adaptation of siblings of childhood cancer patients. *Journal of Pediatric Psychology, 29* (8), 591—605.

Howard-Anderson, J., Ganz, P. A., Bower, J. E., & Stanton, A. L. (2012). Quality of life, fertility concerns, and behavioral health outcomes in younger breast cancer survivors: A systematic review. *Journal of the National Cancer Institute, 104* (5), 386—405.

Howes, M. J., Hoke, L., Winterbottom, M., & Delafield, D. (1994). Psychosocial effects of breast cancer on the patient's children. *Journal of Psychosocial Oncology, 12* (4), 1—21.

Howren, M. B., Christensen, A. J., Karnell, L. H., & Funk, G. F. (2013). Psychological factors associated with head and neck cancer treatment and survivorship: Evidence and opportunities for behavioral medicine. *Journal of Consulting and Clinical Psychology, 81* (2), 299—317.

Huang, B., Chen, H., Deng, Y., Yi, T., Wang, Y., & Jiang, Y. (2016). Diagnosis, disease stage, and distress of Chinese cancer patients. *Annals of Translational Medicine, 4* (4), 73.

Hudson, P. L., Thomas, K., Trauer, T., Remedios, C., & Clarke, D. (2011). Psychological and social profile of family caregivers on commencement of palliative care. *Journal of Pain and Symptom Management, 41* (3), 522—534.

Hulbert-Williams, N. J., Storey, L., & Wilson, K. G. (2015). Psychological interventions for patients with cancer: Psychological flexibility and the potential utility of acceptance and commitment therapy. *European Journal of Cancer Care, 24*（1）, 15—27.

Humpel, N., Magee, C., & Jones, S. C.（2007）. The impact of a cancer diagnosis on the health behaviors of cancer survivors and their family and friends. *Supportive Care in Cancer, 15*, 621—630.

Hwang, S.S., Chang, V.T., Alejandro, Y., Osenenko, P., Davis, C., Cogswell, J., Srinivas, S., & Kasimis, B.S.（2003）. Caregiver unmet needs, burden, and satisfaction in symptomatic advanced cancer patients at a Veterans Affairs（VA）medical center. *Palliative and Supportive Care, 1*（4）, 319—329.

Iglay, K., Santorelli, M. L., Hirshfield, K. M., Williams, J. M., Rhoads, G. G., Lin, Y., & Demissie, K.（2017）. Impact of preexisting mental illness on all-cause and breast cancer-specific mortality in elderly patients with breast cancer. *Journal of Clinical Oncology, 35*（36）, 4012—4018.

Institute of Medicine（US）and National Research Council（US）National Cancer Policy Board, Foley, K. M., & Gelband, H.（Eds.）.（2001）. *Improving palliative care for cancer*. National Academies Press（US）.

Jakobsson, U., Hallberg, I. R., & Westergren, A.（2007）. Exploring determinants for quality of life among older people in pain and in need of help for daily living. *Journal of Clinical Nursing, 16*（3a）, 95—104.

James, J., Harris, Y. T., Kronish, I. M., Wisnivesky, J. P., & Lin, J. J.（2018）. Exploratory study of impact of cancer-related posttraumatic stress symptoms on diabetes self-management among cancer survivors. *Psycho-Oncology, 27*（2）, 648—653.

Johnsen, A. T., Petersen, M. A., Pedersen, L., Houmann, L. J., & Groenvold, M.（2013）. Do advanced cancer patients in Denmark receive the help they need? A nationally representative survey of the need related to 12 frequent symptoms/problems. *Psycho-Oncology, 22*（8）, 1724—1730.

Johnson, M. J., & Gozal, D.（2018）. Vicarious breathlessness: An inferential perceptual learned transposition process that may not be inconsequential to either patient or caregiver. *European Respiratory Journal, 51*（4）, 1800306.

Johnstone, M.-J., & Kanitsaki, O.（2009）. Ethics and advance care planning in a culturally diverse society. *Journal of Transcultural Nursing, 20*（4）, 405—416.

Jourard, S. M., & Lasakow, P. (1958). Some factors in self-disclosure. *Journal of Abnormal and Social Psychology, 56* (1), 91—98.

Kabat-Zinn, J. (2003). Mindfulness-based interventions in context: Past, present, and future. *Clinical Psychology: Science and Practice, 10* (2), 144—156.

Kanani, R., Davies, E. A., Hanchett, N., & Jack, R. H. (2016). The association of mood disorders with breast cancer survival: An investigation of linked cancer registration and hospital admission data for South East England. *Psycho-Oncology, 25* (1), 19—27.

Keeley, M. P. (2007). "Turning toward death together" : The functions of messages during final conversations in close relationships. *Journal of Social and Personal Relationships, 24* (2), 225—253.

Kelley, A. S., Deb, P., Du, Q., Aldridge Carlson, M. D., & Morrison, R. S. (2013). Hospice enrollment saves money for medicare and improves care quality across a number of different lengths-of-stay. *Health Affairs (Millwood), 32* (3), 552—561.

Kenis, C., Bron, D., Libert, Y., Decoster, L., Van Puyvelde, K., Scalliet, P., Cornette, P., Pepersack, T., Luce, S., Langenaeken, C., Rasschaert, M., Allepaerts, S., Van Rijswijk, R., Milisen, K., Flamaing, J., Lobelle, J. P., & Wildiers, H. (2013). Relevance of a systematic geriatric screening and assessment in older patients with cancer: Results of a prospective multicentric study. *Annals of Oncology, 24* (5), 1306—1312.

Kennedy, V. L., & Lloyd-Williams, M. (2009). How children cope when a parent has advanced cancer. *Psycho-Oncology, 18* (8), 886—892.

Kessler, R., Chiu, W., Demler, O., Merikangas, K., & Walters, E. (2005). Prevalence, severity, and comorbidity of 12-month DSM- IV disorders in the national comorbidity survey replication. *Archives of General Psychiatry, 62* (6), 617—627.

Kim, B., Lee, Y., Noh, J. W., & Kim, T. H. (2021). Factors associated with health check-up and cancer screening participation among family caregivers of patients with dementia: A cross-sectional study. *BMC Public Health, 21* (1), 1753.

Kim, Y., Carver, C. S., Spiegel, D., Mitchell, H. R., & Cannady, R. S. (2017). Role of family caregivers' self-perceived preparedness for the death of the cancer patient in long-term adjustment to bereavement. *Psycho-Oncology, 26* (4), 484—492.

Kim, Y., Kashy, D. A., Spillers, R. L., & Evans, T. V. (2010). Needs assessment of family caregivers of cancer survivors: Three cohorts comparison. *Psycho-Oncology,* *19*（6）, 573—582.

Kim, Y., Schulz, R., & Carver, C. S.（2007）. Benefit finding in the cancer caregiving experience. *Psychosomatic Medicine, 69*（3）, 283—291.

Kisely, S., Crowe, E., & Lawrence, D.（2013）. Cancer-related mortality in people with mental illness. *JAMA Psychiatry, 70*（2）, 209—217.

Kissane, D. W., McKenzie, M., McKenzie, D. P., Forbes, A., O'Neill, I., & Bloch, S. （2003）. Psychosocial morbidity associated with patterns of family functioning in palliative care: Baseline data from the family focused grief therapy controlled trial. *Palliative Medicine, 17*（6）, 527—537.

Klaassen, Z., Wallis, C. J. D., Chandrasekar, T., Goldberg, H., Sayyid, R. K., Williams, S. B., Moses, K. A., Terris, M. K., Nam, R. K., Urbach, D., Austin, P. C., Kurdyak, P., & Kulkarni, G. S.（2019）. Cancer diagnosis and risk of suicide after accounting for prediagnosis psychiatric care: A matched-cohort study of patients with incident solid-organ malignancies. *Cancer, 125*（16）, 2886—2895.

Kolva, E., Rosenfeld, B., Pessin, H., Breitbart, W., & Brescia, R.（2011）. Anxiety in terminally ill cancer patients. *Journal of Pain and Symptom Management, 42*（5）, 691—701.

Kramer, B. J., Kavanaugh, M., Trentham-Dietz, A., Walsh, M., & Yonker, J. A.（2010）. Predictors of family conflict at the end of life: The experience of spouses and adult children of persons with lung cancer. *The Gerontologist, 50*（2）, 215—225.

Krebber, A. M., Jansen, F., Cuijpers, P., Leemans, C. R., & Verdonck-de Leeuw, I. M. （2016）. Screening for psychological distress in follow-up care to identify head and neck cancer patients with untreated distress. *Support Care Cancer, 24*（6）, 2541—2548.

Kris, A. E., Cherlin, E. J., Prigerson, H., Carlson, M. D., Johnson-Hurzeler, R., Kasl, S. V., & Bradley, E. H.（2006）. Length of hospice enrollment and subsequent depression in family caregivers: 13-month follow-up study. *The American Journal of Geriatric Psychiatry, 14*（3）, 264—269.

Kroenke, K., Theobald, D., Wu, J., Loza, J. K., Carpenter, J. S., & Tu, W.（2010）. The association of depression and pain with health-related quality of life, disability, and health care use in cancer patients. *Journal of Pain and Symptom Management, 40*, 327—341.

Kronish, I. M., Lin, J. J., Cohen, B. E., Voils, C. I., & Edmondson, D. (2014). Posttraumatic stress disorder and medication nonadherence in patients with uncontrolled hypertension. *JAMA Internal Medicine, 174* (3), 468—470.

Kübler-Ross, E. (1973). *On death and dying.* London: Routledge.

Kubo, A., Kurtovich, E., McGinnis, M., Aghaee, S., Altschuler, A., Quesenberry, C., Jr, Kolevska, T., & Avins, A. L. (2019). A randomized controlled trial of mhealth mindfulness intervention for cancer patients and informal cancer caregivers: A feasibility study within an integrated health care delivery system. *Integrative Cancer Therapies, 18* (1—2), 23—29.

Kumar, P., Wright, A. A., Hatfield, L. A., Temel, J. S., & Keating, N. L. (2017). Family perspectives on hospice care experiences of patients with cancer. *Journal of Clinical Oncology, 35* (4), 432—439.

Kwekkeboom, K. L., Abbott-Anderson, K., & Wanta, B. (2010). Feasibility of a patient-controlled cognitive-behavioral intervention for pain, fatigue, and sleep disturbance in cancer. *Oncology Nursing Forum, 37* (3), E151—E159.

Lambert, S. D., Harrison, J. D., Smith, E., Bonevski, B., Carey, M., Lawsin, C., Paul, C., & Girgis, A. (2012). The unmet needs of partners and caregivers of adults diagnosed with cancer: A systematic review. *BMJ Supportive and Palliative Care, 2* (3), 224—230.

Lang-Rollin, I., & Berberich, G. (2018). Psycho-oncology. *Dialogues in Clinical Neuroscience, 20* (1), 13—22.

Lasky, G. B., & Riva, M. T. (2006). Confidentiality and privileged communication in group psychotherapy. *International Journal of Group Psychotherapy, 56* (4), 455—476.

Lawrence, D., Kupelnick, B., Miller, K., Devine, D., & Lau, J. (2004). Evidence report on the occurrence, assessment, and treatment of fatigue in cancer patients. *Journal of the National Cancer Institute. Monographs, 32*, 40—50.

Lazarus, R. S., & Folkman, S. (1984). *Stress, appraisal, and coping.* Springer Publishing Company.

Lee, S. J., Park, J. H., Park, B. Y., Kim, S. Y., Lee, I. H., Kim, J. H., Koh, D. H., Kim, C. H., Park, J. H., & Sohn, M. S. (2014). Depression and suicide ideas of cancer patients and influencing factors in Republic of Korea. *Asian Pacific Journal of Cancer Prevention, 15* (7), 2945—2950.

Lee, Y.-H., & Salman, A. (2018). The mediating effect of spiritual well-being on depressive symptoms and health-related quality of life among elders. *Archives of Psychiatric Nursing, 32* (3), 418—424.

Lee, Y.-H., Liao, Y.-C., Liao, W.-Y., Shun, S.-C., Liu, Y.-C., Chan, J.-C., Yu, C.-J., Yang, P.-C., & Lai, Y.-H. (2013). Anxiety, depression and related factors in family caregivers of newly diagnosed lung cancer patients before first treatment. *Psycho-Oncology, 22* (11), 2617—2623.

Leigh, H., Ungerer, J., & Percarpio, B. (1980). Denial and helplessness in cancer patients undergoing radiation therapy: Sex differences and implications for prognosis. *Cancer, 45* (12), 3086—3089.

LeMasters, T., Madhavan, S., Sambamoorthi, U., & Kurian, S. (2013). A population-based study comparing HRQoL among breast, prostate, and colorectal cancer survivors to propensity score matched controls, by cancer type, and gender. *Psycho-Oncology, 22* (10), 2270—2282.

LeMay, K., & Wilson, K. G. (2008). Treatment of existential distress in life threatening illness: A review of manualized interventions. *Clinical Psychology Review, 28* (3), 472—493.

Lengacher, C. A., Johnson-Mallard, V., Post-White, J., Moscoso, M. S., Jacobsen, P. B., Klein, T. W., Widen, R. H., Fitzgerald, S. G., Shelton, M. M., Barta, M., Goodman, M., Cox, C. E., & Kip, K. E. (2009). Randomized controlled trial of mindfulness-based stress reduction (MBSR) for survivors of breast cancer. *Psycho-Oncology, 18* (12), 1261—1272.

Lepore, S. J., & Revenson, T. A. (2007). Social constraints on disclosure and adjustment to cancer. *Social and Personality Psychology Compass, 1* (1), 313—333.

Leung, J., Pachana, N. A., & McLaughlin, D. (2014). Social support and health-related quality of life in women with breast cancer: A longitudinal study. *Psycho-Oncology, 23*

(9), 1014—1020.

Leung, Y. W., Li, M., Devins, G., Zimmermann, C., Rydall, A., Lo, C., & Rodin, G. (2013). Routine screening for suicidal intention in patients with cancer. *Psycho-Oncology, 22* (11), 2537—2545.

Levy, M. H., Adolph, M. D., Back, A., Block, S., Codada, S. N., Dalal, S., Deshields, T. L., Dexter, E., Dy, S. M., Knight, S. J., Misra, S., Ritchie, C. S., Sauer, T. M., Smith, T., Spiegel, D., Sutton, L., Taylor, R. M., Temel, J., Thomas, J., Tickoo, R., ⋯ & NCCN (National Comprehensive Cancer Network). (2012). Palliative care. *Journal of the National Comprehensive Cancer Network, 10* (10), 1284—1309.

Li, M., Boquiren, V., & Lo, C. (2011). Depression and anxiety in supportive oncology. In: M. Davis, P. Feyer, & P. Ortner (Eds.), *Supportive oncology* (1st ed., pp. 528—540).

Li, Y., Qiao, Y., Luan, X., Li, S., & Wang, K. (2019). Family resilience and psychological well-being among Chinese breast cancer survivors and their caregivers. *European Journal of Cancer Care, 28* (2), e12984.

Liao, Y.-C., Liao, W.-Y., Shun, S.-C., Yu, C.-J., Yang, P.-C., & Lai, Y.-H. (2011). Symptoms, psychological distress, and supportive care needs in lung cancer patients. *Supportive Care in Cancer, 19* (11), 1743—1751.

Lim, J.-W., & Ashing-Giwa, K. T. (2013). Is family functioning and communication associated with health-related quality of life for Chinese-and Korean-American breast cancer survivors? *Quality of Life Research, 22*, 1319—1329.

Lin, C., Clark, R., Tu, P., Bosworth, H. B., & Zullig, L. L. (2017). Breast cancer oral anti-cancer medication adherence: A systematic review of psychosocial motivators and barriers. *Breast Cancer Research and Treatment, 165* (2), 247—260.

Linden, W., Vodermaier, A., MacKenzie, R., & Greig, D. (2012). Anxiety and depression after cancer diagnosis: Prevalence rates by cancer type, gender, and age. *Journal of Affective Disorders, 141* (2), 343—351.

Litzelman, K., Reblin, M., McDowell, H. E., & DuBenske, L. L. (2020). Trajectories of social resource use among informal lung cancer caregivers. *Cancer, 126* (2), 425—431.

Liu, Y., Pérez, M., Schootman, M., Aft, R. L., Gillanders, W. E., & Jeffe, D. B. (2011).

Correlates of fear of cancer recurrence in women with ductal carcinoma in situ and early invasive breast cancer. *Breast Cancer Research and Treatment, 130*（1）, 165—173.

Lloyd-Williams, M., Shiels, C., Taylor, F., & Dennis, M.（2009）. Depression—an independent predictor of early death in patients with advanced cancer. *Journal of Affective Disorders, 113*（1—2）, 127—132.

Longacre, M. L., Ross, E. A., & Fang, C. Y.（2014）. Caregiving choice and emotional stress among cancer caregivers. *Western Journal of Nursing Research, 36*（6）, 806—824.

Longacre, M., Weber-Raley, L., & Kent, E. E.（2021）. Cancer caregiving while employed: Caregiving roles, employment adjustments, employer assistance, and preferences for support. *Journal of Cancer Education, 36*（5）, 920—932.

Loughan, A. R., Willis, K. D., Braun, S. E., Rodin, G., Lanoye, A., Davies, A. E., Svikis, D., Mazzeo, S., Malkin, M., & Thacker, L.（2022）. Managing cancer and living meaningfully（CALM）in adults with malignant glioma: A proof-of-concept phase IIa trial. *Journal of Neuro-Oncology, 157*（3）, 447—456.

Low, C. A., Stanton, A. L., & Danoff-Burg, S.（2006）. Expressive disclosure and benefit finding among breast cancer patients: Mechanisms for positive health effects. *Health Psychology, 25*（2）, 181—189.

Low, C. A., Stanton, A. L., Bower, J. E., & Gyllenhammer, L.（2010）. A randomized controlled trial of emotionally expressive writing for women with metastatic breast cancer. *Health Psychology, 29*（4）, 460—466.

Mallinger, J. B., Griggs, J. J., & Shioldo, C. C.（2000）. Family communication and mental health after breast cancer. *European Journal of Cancer Care, 15*（4）, 355—361.

Malloch, Y. Z., & Taylor, L. D.（2018）. Emotional self-disclosure in online breast cancer support groups: Examining theme, reciprocity, and linguistic style matching. *Health Communication, 34*（5）, 764—773.

Maltby, K. F., Sanderson, C. R., Lobb, E. A., & Phillips, J. L.（2017）. Sleep disturbances in caregivers of patients with advanced cancer: A systematic review. *Palliative and Supportive Care, 15*（1）, 125—140.

Manning, K., Kauffman, B. Y., Rogers, A. H., Garey, L., & Zvolensky, M. J.（2020）.

Fatigue severity and fatigue sensitivity: Relations to anxiety, depression, pain catastrophizing, and pain severity among adults with severe fatigue and chronic low back pain. *Behavioral Medicine, 48* (3), 181—189.

Martin, S., Calabrese, S. K., Wolters, P. L., Walker, K. A., Warren, K., & Hazra, R. (2012). Family functioning and coping styles in families of children with cancer and HIV disease. *Clinical Pediatrics, 51* (1), 58—64.

Martins, H., & Caldeira, S. (2018). Spiritual distress in cancer patients: A synthesis of qualitative studies. *Religions, 9* (10), 285.

Marwit, S. J., & Meuser, T. M. (2005). Development of a short form inventory to assess grief in caregivers of dementia patients. *Death Studies, 29* (3), 191—205.

Masa'Deh, R., Hall, C., & Collier, J. (2017). An exploration of the concepts of loss and grief as stress responses in Middle Eastern parents of children with cancer. *Global Journal of Health Science, 9* (6), 97.

Mausbach, B. T., Schwab, R. B., & Irwin, S. A. (2015). Depression as a predictor of adherence to adjuvant endocrine therapy (AET) in women with breast cancer: A systematic review and meta-analysis. *Breast Cancer Research and Treatment, 152* (2), 239—246.

Mazanec, S. R., Flocke, S. A., & Daly, B. J. (2015). Health behaviors in family members of patients completing cancer treatment. *Oncology Nursing Forum, 42* (1), 54—62.

McClement, S., Chochinov, H. M., Hack, T., Hassard, T., Kristjanson, L. J., & Harlos, M. (2007). Dignity Therapy: Family member perspectives. *Journal of Palliative Medicine, 10* (5), 1076—1082.

Mehnert, A., Brähler, E., Faller, H., Härter, M., Keller, M., Schulz, H., Wegscheider, K., Weis, J., Boehncke, A., Hund, B., Reuter, K., Richard, M., Sehner, S., Sommerfeldt, S., Szalai, C., Wittchen, H.-U., & Koch, U. (2014). Four-week prevalence of mental disorders in patients with cancer across major tumor entities. *Journal of Clinical Oncology, 32* (31), 3540—3546.

Mehnert, A., Hartung, T. J., Friedrich, M., Vehling, S., Brähler, E., Härter, M., Keller, M., Schulz, H., Wegscheider, K., Weis, J., Koch, U., & Faller, H. (2018). One in two cancer patients is significantly distressed: Prevalence and indicators of distress. *Psycho-Oncology, 27* (1), 75—82.

Menger, F., Mohammed-Halim, N. A., Rimmer, B., & Sharp, L. (2021). Post-traumatic growth after cancer: A scoping review of qualitative research. *Supportive Care in Cancer, 29* (11), 7013—7027.

Miaskowski, C., Blyth, F., Nicosia, F., Haan, M., Keefe, F., Smith, A., & Ritchie, C. (2019). A biopsychosocial model of chronic pain for older adults. *Pain Medicine, 21* (9), 1793—1805.

Miller, M., Mogun, H., Azrael, D., Hempstead, K., & Solomon, D. H. (2008). Cancer and the risk of suicide in older Americans. *Journal of Clinical Oncology, 26* (29), 4720—4724.

Min, J. A., Yoon, S., Lee, C. U., Chae, J. H., Lee, C., Song, K. Y., & Kim, T. S. (2013). Psychological resilience contributes to low emotional distress in cancer patients. *Supportive Care in Cancer, 21* (9), 2469—2476.

Mindy, G., & William, B. (2000). Cancer and the experience of meaning: A group psychotherapy program for people with cancer. *American Journal of Psychotherapy, 54* (4), 486—500.

Miovic, M., & Block, S. (2007). Psychiatric disorders in advanced cancer. *Cancer, 110* (8), 1665—1676.

Mitchell, A. J., Chan, M., Bhatti, H., Halton, M., Grassi, L., Johansen, C., & Meader, N. (2011). Prevalence of depression, anxiety, and adjustment disorder in oncological, haematological, and palliative-care settings: A meta-analysis of 94 interview-based studies. *The Lancet Oncology, 12* (2), 160—174.

Mock, V., Atkinson, A., Barsevick, A., Cella, D., Cimprich, B., Cleeland, C., Donnelly, J., Eisenberger, M. A., Escalante, C., Hinds, P., Jacobsen, P. B., Kaldor, P., Knight, S. J., Peterman, A., Piper, B. F., Rugo, H., Sabbatini, P., Stahl, C., & National Comprehensive Cancer Network. (2000). NCCN practice guidelines for cancer-related fatigue. *Oncology, 14* (11A), 151—161.

Mokuau, N., Braun, K. L., Wong, L. K., Higuchi, P., & Gotay, C. C. (2008). Development of a family intervention for Native Hawaiian women with cancer: A pilot study. *Social Work, 53* (1), 9—19.

Moye, J., Jahn, A., Norris-Bell, R., Herman, L. I., Gosian, J., & Naik, A. D.（2020）. Making meaning of cancer: A qualitative analysis of oral-digestive cancer survivors' reflections. *Journal of Health Psychology, 25*（9）, 1222—1235.

Muriel, A. C., Moore, C. W., Baer, L., Park, E. R., Kornblith, A. B., Pirl, W., Prigerson, H., Ing, J., & Rauch, P. K.（2012）. Measuring psychosocial distress and parenting concerns among adults with cancer: The Parenting Concerns Questionnaire. *Cancer, 118*（22）, 5671—5678.

Murray, S. A., Kendall, M., Boyd, K., Worth, A., & Benton, T. F.（2004）. Exploring the spiritual needs of people dying of lung cancer or heart failure: A prospective qualitative interview study of patients and their carers. *Palliative Medicine, 18*（1）, 39—45.

Mystakidou, K., Parpa, E., Katsouda, E., Galanos, A., & Vlahos, L.（2006）. The role of physical and psychological symptoms in desire for death: A study of terminally ill cancer patients. *Psycho-Oncology, 15*（4）, 355—360.

Mystakidou, K., Tsilika, E., Parpa, E., Athanasouli, P., Galanos, A., Anna, P., & Vlahos, L.（2009）. Illness-related hopelessness in advanced cancer: Influence of anxiety, depression, and preparatory grief. *Archives of Psychiatric Nursing, 23*（2）, 138—147.

Mystakidou, K., Tsilika, E., Parpa, E., Katsouda, E., Sakkas, P., & Soldatos, C.（2005）. Life before death: Identifying preparatory grief through the development of a new measurement in advanced cancer patients（PGAC）. *Support Care Cancer, 13*（10）, 834—841.

Nanni, M. G., Biancosino, B., & Grassi, L.（2014）. Pre-loss symptoms related to risk of complicated grief in caregivers of terminally ill cancer patients. *Journal of Affective Disorders, 160*, 87—91.

Naser, A. Y., Hameed, A. N., Mustafa, N., Alwafi, H., Dahmash, E. Z., Alyami, H. S., & Khalil, H.（2021）. Depression and anxiety in patients with cancer: A cross-sectional study. *Frontiers in Psychology, 12*, 585534.

National Institute for Clinical Excellence.（2004）. *Guidance on cancer services: Improving supportive and palliative care for adults with cancer*. London: NICE.

NCHPC.（2018）. *Clinical practice guidelines for quality palliative care*（4th ed.）. Richmond, VA: National Coalition for Hospice and Palliative Care.

Nemati, S., Rassouli, M., Ilkhani, M., & Baghestani, A. R. (2017). The spiritual challenges faced by family caregivers of patients with cancer: A qualitative study. *Holistic Nursing Practice, 31* (2), 110—117.

Ng, C. G., Mohamed, S., See, M. H., Harun, F., Dahlui, M., Sulaiman, A. H., Zainal, N. Z., Taib, N. A., et al. (2015). Anxiety, depression, perceived social support and quality of life in Malaysian breast cancer patients: A 1-year prospective study. *Health and Quality of Life Outcomes, 13*, 205.

Nijboer, C., Tempelaar, R., Triemstra, M., van den Bos, G. A., & Sanderman, R. (2001). The role of social and psychologic resources in caregiving of cancer patients. *Cancer, 91* (5), 1029—1039.

Nipp, R. D., El-Jawahri, A., Moran, S. M., D'Arpino, S. M., Johnson, P. C., Lage, D. E., Wong, R. L., Pirl, W. F., Traeger, L., Lennes, I. T., Cashavelly, B. J., Jackson, V. A., Greer, J. A., Ryan, D. P., Hochberg, E. P., & Temel, J. S. (2017). The relationship between physical and psychological symptoms and health care utilization in hospitalized patients with advanced cancer. *Cancer, 123* (23), 4720—4727.

Northfield, S., & Nebauer, M. (2010). The caregiving journey for family members of relatives with cancer: How do they cope? *Clinical Journal of Oncology Nursing, 14* (5), 567—577.

Northouse, L. L., Katapodi, M. C., Schafenacker, A. M., & Weiss, D. (2012). The impact of caregiving on the psychological well-being of family caregivers and cancer patients. *Seminars in Oncology Nursing, 28* (4), 236—245.

Northouse, L. L., Mood, D. W., Schafenacker, A., Montie, J. E., Sandler, H. M., Forman, J. D., Hussain, M., Pienta, K. J., Smith, D. C., & Kershaw, T. (2007). Randomized clinical trial of a family intervention for prostate cancer patients and their spouses. *Cancer, 110* (12), 2809—2818.

Northouse, L., Kershaw, T., Mood, D., & Schafenacker, A. (2005). Effects of a family intervention on the quality of life of women with recurrent breast cancer and their family caregivers. *Psycho-Oncology, 14* (6), 478—491.

Northouse, L., Williams, A. L., Given, B., & McCorkle, R. (2012). Psychosocial care for family caregivers of patients with cancer. *Journal of Clinical Oncology, 30* (11),

1227—1234.

Noterdaeme, M., & Amorosa, H. (1999). Evaluation of emotional and behavioral problems in language impaired children using the Child Behavior Checklist. *European Child and Adolescent Psychiatry, 8* (2), 71—77.

Oh, P. J., & Kim, S. H. (2016). The effects of expressive writing interventions for patients with cancer: A meta-analysis. *Oncology Nursing Forum, 43* (4), 468–479.

Olson, D. H., Gorall, D. M., & Tiesel, J. W. (2004). Faces Ⅳ Package. *Life Innovations, 39,* 12—13.

O'Mahony, S., Goulet, J., Kornblith, A., Abbatiello, G., Clarke, B., Kless-Siegel, S., Breitbart, W., & Payne, R. (2005). Desire for hastened death, cancer pain and depression: Report of a longitudinal observational study. *Journal of Pain and Symptom Management, 29* (5), 446—457.

Onyedibe, M. C. C., Nkechi, A. C., & Ifeagwazi, C. M. (2020). Effectiveness of group cognitive-behavioral therapy on anxiety and depression in Nigerian breast cancer patients. *International Journal of Psychology and Psychological Therapy, 20* (2), 223—232.

Osborn, R. L., Demoncada, A. C., & Feuerstein, M. (2006). Psychosocial interventions for depression, anxiety, and QOL in cancer survivors: Meta-analyses. *The International Journal of Psychiatry in Medicine, 36,* 13—34.

Osse, B. H. P., Vernooij-Dassen, M. J. F. J., Schadé, E., & Grol, R. P. T. M. (2004). Towards a new clinical tool for needs assessment in the palliative care of cancer patients: The PNPC instrument. *Journal of Pain and Symptom Management, 28* (4), 329—341.

Osse, B. H. P., Vernooij-Dassen, M. J. F. J., Schadé, E., & Grol, R. P. T. M. (2005). The problems experienced by patients with cancer and their needs for palliative care. *Supportive Care in Cancer, 13,* 722—732.

Osse, B. H. P., Vernooij-Dassen, M. J. F. J., Schadé, E., & Grol, R. P. T. M. (2007). A practical instrument to explore patients' needs in palliative care: The problems and needs in Palliative Care Questionnaire—short version. *Palliative Medicine, 21* (5), 391—399.

Ozono, S., Saeki, T., Inoue, S., Mantani, T., Okamura, H., & Yamawaki, S.（2005）. Family functioning and psychological distress among Japanese breast cancer patients and families. *Supportive Care in Cancer, 13*（12）, 1044—1050.

Papadakos, J., Samoil, D., Umakanthan, B., Charow, R., Jones, J. M., Matthew, A., Nissim, R., Sayal, A., & Giuliani, M. E.（2022）. What are we doing to support informal caregivers? A scoping review of caregiver education programs in cancer care. *Patient Education and Counseling, 105*（7）, 1722—1730.

Papastergiou, D., Kokaridas, D., Bonotis, K., Diggelidis, N., & Patsiaouras, A.（2018）. Exercise, supportive group therapy, and mood profile of Greek cancer patients: Intervention effect and related comparisons. *Supportive Care in Cancer, 26*（10）, 3571—3578.

Park, C. L.（2010）. Making sense of the meaning literature: An integrative review of meaning making and its effects on adjustment to stressful life events. *Psychological Bulletin, 136*（2）, 257—301.

Park, C. L., Edmondson, D., Fenster, J. R., & Blank, T. O.（2008）. Meaning making and psychological adjustment following cancer: The mediating roles of growth, life meaning, and restored just-world beliefs. *Journal of Consulting and Clinical Psychology, 76*（5）, 863—875.

Park, E. M., Jensen, C., Song, M. K., Yopp, J. M., Deal, A. M., Rauch, P. K., Greer, J. A., & Rosenstein, D. L.（2021）. Talking with children about prognosis: The decisions and experiences of mothers with metastatic cancer. *JCO Oncology Practice, 17*（6）, e840—e847.

Parker, M. E., & Smith, M. C.（2010）. *Nursing theories and nursing practice.* F.A. Davis Co.

Pellegrino, R., Formica, V., Portarena, I., Mariotti, S., Grenga, I., Monte, G. D., & Roselli, M.（2010）. Caregiver distress in the early phases of cancer. *Anticancer Research, 30*（11）, 4657—4664.

Pennebaker, J. W., & Beall, S. K.（1986）. Confronting a traumatic event: Toward an understanding of inhibition and disease. *Journal of Abnormal Psychology, 95*（3）, 274—281.

Perez-Ordóñez, F., Frías-Osuna, A., Romero-Rodríguez, Y., & Del-Pino-Casado, R.

（2016）. Coping strategies and anxiety in caregivers of palliative cancer patients. *European Journal of Cancer Care, 25*（4）, 600—607.

Periyakoil, V. S., & Hallenbeck, J.（2002）. Identifying and managing preparatory grief and depression at the end of life. *American Family Physician, 65*（5）, 883—890.

Peterson, S. K.（2005）. The role of the family in genetic testing: Theoretical perspectives, current knowledge, and future directions. *Health Education and Behavior, 32*（5）, 627—639.

Pinquart, M., & Sörensen, S.（2003）. Differences between caregivers and noncaregivers in psychological health and physical health: A meta-analysis. *Psychology and Aging, 18*（2）, 250—267.

Piriz, I. E., Ferro, N. E., Di Pretoro, M., Cesarco, R., Hannois, A., Cuello, G. N., Berdinelli, D., Romeo, A., & Allende, M.（2005）. Distress in oncology patients: Distress thermometer in a Latin American study. *Journal of Clinical Oncology, 23*（16）, 8211.

Portenoy, R. K., Thaler, H. T., Kornblith, A. B., Lepore, J. M., Friedlander-Klar, H., Coyle, N., Smart-Curley, T., Kemeny, N., Norton, L., & Hoskins, W.（1994）. Symptom prevalence, characteristics and distress in a cancer population. *Quality of Life Research, 3*（3）, 183—189.

Prchal, A., & Landolt, M. A.（2012）. How siblings of pediatric cancer patients experience the first time after diagnosis: A qualitative study. *Cancer Nursing, 35*（2）, 133—140.

Primo, K., Compas, B. E., Oppedisano, G., Howell, D. C., Epping-Jordan, J. E., & Krag, D. N.（2000）. Intrusive thoughts and avoidance in breast cancer: Individual differences and association with psychological distress. *Psychology and Health, 14*（6）, 1141—1153.

Pruyn, J. F., Rijckman, R. M., van Brunschot, C. J., & van den Borne, H. W.（1985）. Cancer patients' personality characteristics, physician-patient communication and adoption of the Moerman diet. *Social Science and Medicine, 20*（8）, 841—847.

Puchalski, C. M.（2012）. Spirituality in the cancer trajectory. *Annals of Oncology, 23*（Suppl 3）, 49—55.

Puchalski, C. M., Ferrell, B. R., & O'Donnell, E. (2016). Spiritual issues in palliative care. *Oxford American Handbook of Hospice and Palliative Medicine and Supportive Care*, 257—272.

Puchalski, C. M., King, S. D. W., & Ferrell, B. R. (2018). Spiritual considerations. *Hematology-Oncology Clinics of North America, 32* (3), 505—517.

Purc-Stephenson, R., & Lyseng, A. (2016). How are the kids holding up? A systematic review and meta-analysis on the psychosocial impact of maternal breast cancer on children. *Cancer Treatment Reviews, 49*, 45—56.

Rachman, S. (2012). Health anxiety disorders: A cognitive construal. *Behaviour Research and Therapy, 50* (7—8), 502—512.

Rainbird, K., Perkins, J., & Sanson-Fisher, R. (2005). The Needs Assessment for Advanced Cancer Patients (NA-ACP) : A measure of the perceived needs of patients with advanced, incurable cancer. A study of validity, reliability and acceptability. *Psycho-Oncology, 14* (4), 297—306.

Rainbird, K., Perkins, J., Sanson-Fisher, R., Rolfe, I., & Anseline, P. (2009). The needs of patients with advanced, incurable cancer. *British Journal of Cancer, 101* (5), 759—764.

Rauch, P. K., Muriel, A. C., & Cassem, N. H. (2002). Parents with cancer: Who's looking after the children? *Journal of Clinical Oncology, 20* (21), 4399—4402.

Rehse, B., & Pukrop, R. (2003). Effects of psychosocial interventions on quality of life in adult cancer patients: Meta analysis of 37 published controlled outcome studies. *Patient Education and Counseling, 50* (2), 179—186.

Religioni, U., Czerw, A., & Deptala, A. (2015). Acceptance of cancer in patients diagnosed with lung, breast, colorectal and prostate carcinoma. *Iranian Journal of Public Health, 44* (8), 1135—1142.

Rhee, Y. S., Yun, Y. H., Park, S., Shin, D. O., Lee, K. M., Yoo, H. J., Kim, J. H., Kim, S. O., Lee, R., Lee, Y. O., & Kim, N. S. (2008). Depression in family caregivers of cancer patients: The feeling of burden as a predictor of depression. *Journal of Clinical Oncology, 26* (36), 5890—5895.

Riddle, J. P., Smith, H. E., & Jones, C. J. (2016). Does written emotional disclosure improve the psychological and physical health of caregivers? A systematic review and meta-analysis. *Behaviour Research and Therapy, 80*, 23—32.

Rosenfeld, B., Breitbart, W., Gibson, C., Kramer, M., Tomarken, A., Nelson, C., Pessin, H., Esch, J., Galietta, M., Garcia, N., Brechtl, J., & Schuster, M. (2006). Desire for hastened death among patients with advanced AIDS. *Psychosomatics, 47* (6), 504—512.

Rosenfeld, B., Pessin, H., Marziliano, A., Jacobson, C., Sorger, B., Abbey, J., Olden, M., Brescia, R., & Breitbart, W. (2014). Does desire for hastened death change in terminally ill cancer patients? *Social Science and Medicine, 111*, 35—40.

Rowe, S. K., & Rapaport, M. H. (2006). Classification and treatment of sub-threshold depression. *Current Opinion in Psychiatry, 19* (1), 9—13.

Roy, R., Symonds, R. P., Kumar, D. M., Ibrahim, K., Mitchell, A., & Fallowfield, L. (2005). The use of denial in an ethnically diverse British cancer population: A cross-sectional study. *British Journal of Cancer, 92* (8), 1393—1397.

Rueda, J.-R., Solà, I., Pascual, A., & Subirana-Casacuberta, M. (2011). Non-invasive interventions for improving well-being and quality of life in patients with lung cancer. *The Cochrane Database of Systematic Reviews, 2011* (9), CD004282.

Sales, E. (2003). Family burden and quality of life. *Quality of Life Research, 12* (Suppl. 1), 33—41.

Savard, J., & Ivers, H. (2013). The evolution of fear of cancer recurrence during the cancer care trajectory and its relationship with cancer characteristics. *Journal of Psychosomatic Research, 74* (4), 354—360.

Sawatzky, J., & Fowler-Kerry, S. (2003). Impact of caregiving: Listening to the voice of informal caregivers. *Journal of Psychiatric and Mental Health Nursing, 10* (3), 277—286.

Schofield, P., Gough, K., Ugalde, A., Dolling, L., Aranda, S., & Sanson-Fisher, R. (2012). Validation of the needs assessment for advanced lung cancer patients (NA-ALCP). *Psycho-Oncology, 21* (4), 451—455.

Schreiber, J. A., & Brockopp, D. Y. (2012). Twenty-five years later—what do we know about religion/spirituality and psychological well-being among breast cancer survivors? A systematic review. *Journal of Cancer Survivorship, 6* (1), 82—94.

Schuler, T. A., Zaider, T. I., Li, Y., Masterson, M., McDonnell, G. A., Hichenberg, S., Loeb, R., & Kissane, D. W. (2017). Perceived family functioning predicts baseline psychosocial characteristics in U.S. participants of a family focused grief therapy trial. *Journal of Pain and Symptom Management, 54*（1）, 126—131.

Scott, K., & Beatty, L.（2013）. Feasibility study of a self-guided cognitive behaviour therapy Internet intervention for cancer carers. *Australian Journal of Primary Health, 19*（4）, 270—274.

Şengül, M. C. B., Kaya, V., Şen, C. A., & Kaya, K.（2014）. Association between suicidal ideation and behavior, and depression, anxiety, and perceived social support in cancer patients. *Medical Science Monitor, 20*, 329—336.

Seow, H., Barbera, L., Sutradhar, R., Howell, D., Dudgeon, D., Atzema, C., Liu, Y., Husain, A., Sussman, J., & Earle, C.（2011）. Trajectory of performance status and symptom scores for patients with cancer during the last six months of life. *Journal of Clinical Oncology, 29*（9）, 1151—1158.

Shands, M. E., Lewis, F. M., & Zahlis, E. H.（2000）. Mother and child interactions about the mother's breast cancer: An interview study. *Oncology Nursing Forum, 27*（1）, 77—85.

Shapiro, J. P., McCue, K., Heyman, E. N., Dey, T., & Haller, H. S.（2010）. A naturalistic evaluation of psychosocial interventions for cancer patients in a community setting. *Journal of Psychosocial Oncology, 28*（1）, 23—42.

Sharpe, L., Butow, P., Smith, C., Mcconnell, D., & Clarke, S.（2005）. The relationship between available support, unmet needs and caregiver burden in patients with advanced cancer and their carers. *Psycho-Oncology, 14*（2）, 102—114

Shek, D, T.（2002）. Assessment of family functioning in Chinese adolescents: The Chinese version of the Family Assessment Device. *Research on Social Work Practice, 12*（4）, 502—524.

Sheridan, M. A., Sherman, M. L., Pierce, T., & Compas, B. E.（2010）. Social support, social constraint, and affect in spouses of women with breast cancer: The role of cognitive processing. *Journal of Social and Personal Relationships, 27*（1）, 5—22.

Shin, J. Y., & Choi, S. W.（2019）. Interventions to promote caregiver resilience. *Current Opinion in Supportive and Palliative Care, 14*（1）, 60—66.

Simard, S., Savard, J., & Ivers, H.（2010）. Fear of cancer recurrence: Specific profiles and nature of intrusive thoughts. *Journal of Cancer Survivorship, 4*（4）, 361—371.

Skaali, T., Fosså, S. D., Bremnes, R., Dahl, O., Haaland, C. F., Hauge, E. R., Klepp, O., Oldenburg, J., Wist, E., & Dahl, A. A.（2009）. Fear of recurrence in long-term testicular cancer survivors. *Psycho-Oncology, 18*（6）, 580—588.

Skinner, H., Steinhauer, P., & Sitarenios, G.（2000）. Family Assessment Measure （FAM）and process model of family functioning. *Journal of Family Therapy, 22*（2）, 190—210.

Slivjak, E., Marziliano, A., Jankauskaite, G., Breitbart, W., Wiatrek, D., Sharpe, K., & Lichtenthal, W.（2017）. Evaluating patient preferences for meaning-centered group psychotherapy for breast cancer survivors（MCGP-BCS）. *Psycho-Oncology, 26* （Suppl. 1）, 67.

Smedslund, G., & Ringdal, G. I.（2004）. Meta-analysis of the effects of psychosocial interventions on survival time in cancer patients. *Journal of Psychosomatic Research, 57*（2）, 123—131.

Smith, E. M., Gomm, S. A., & Dickens, C. M.（2003）. Assessing the independent contribution to quality of life from anxiety and depression in patients with advanced cancer. *Palliative Medicine, 17*（6）, 509—513.

Smith, T. J., Temin, S., Alesi, E. R., Abernethy, A. P., Balboni, T. A., Basch, E. M., Ferrell, B. R., Loscalzo, M., Meier, D. E., Paice, J. A., Peppercorn, J. M., Somerfield, M., Stovall, E., & Von Roenn, J. H.（2012）. American Society of Clinical Oncology provisional clinical opinion: The integration of palliative care into standard oncology care. *Journal of Clinical Oncology, 30*（8）, 880—887.

Soelver, L., Rydahl-Hansen, S., Oestergaard, B., & Wagner, L.（2014）. Identifying factors significant to continuity in basic palliative hospital care—from the perspective of patients with advanced cancer. *Journal of Psychosocial Oncology, 32*（2）, 167—188.

Soleimani, M. A., Lehto, R. H., Negarandeh, R., Bahrami, N., & Chan, Y. H.（2017）. Death anxiety and quality of life in Iranian caregivers of patients with cancer. *Cancer Nursing, 40*（1）, E1—E10.

Soleimani, M. A., Lehto, R. H., Negarandeh, R., Bahrami, N., & Nia, H. S.（2016）. Relationships between death anxiety and quality of life in Iranian patients with cancer.

Asia-Pacific Journal of Oncology Nursing, 3（2）, 183—191.

Sotelo, J. L., Musselman, D., & Nemeroff, C.（2014）. The biology of depression in cancer and the relationship between depression and cancer progression. *International Review of Psychiatry, 26*（1）, 16—30.

Soundy, A., Dawes, H., Collett, J., Coe, S., & Rosewilliam, S.（2018）. Understanding the importance of illness narratives in people with multiple sclerosis who participated in an exercise rehabilitation trial: A qualitative study. *Archives of Physiotherapy and Rehabilitation, 1*（1）, 1—20.

Spencer, R., Nilsson, M., Wright, A., Pirl, W., & Prigerson, H.（2010）. Anxiety disorders in advanced cancer patients: Correlates and predictors of end-of-life outcomes. *Cancer, 116*（7）, 1810—1819.

Spiegel, D., & Glafkides, M. C.（1983）. Effects of group confrontation with death and dying. *International Journal of Group Psychotherapy, 33*（4）, 433—447.

Spielberger, C. D., Johnson, E. H., Russell, S. F., Crane, R. J., Jacobs, G. A., & Worden, T. I.（1985）. The experience and expression of anger: Construction and validation of an anger expression scale. In M. A. Chesney & R. H. Rosenman（Eds.）, *Anger and hostility in cardiovascular and behavioral disorders*（pp. 5—30）. New York: Hemisphere/McGraw-Hill.

Stanton, A. L., Danoff-Burg, S., & Huggins, M. E.（2002）. The first year after breast cancer diagnosis: Hope and coping strategies as predictors of adjustment. *Psycho-Oncology, 11*（2）, 93—102.

Stark, D., Kiely, M., Smith, A., Velikova, G., House, A., & Selby, P.（2002）. Anxiety disorders in cancer patients: Their nature, associations, and relation to quality of life. *Journal of Clinical Oncology, 20*（14）, 3137—3148.

Steinhauser, K. E., Christakis, N. A., Clipp, E. C., McNeilly, M., Grambow, S., Parker, J., & Tulsky, J. A.（2001）. Preparing for the end of life: Preferences of patients, families, physicians, and other care providers. *Journal of Pain and Symptom Management, 22*（3）, 727—737.

Stenberg, U., Ruland, C. M., & Miaskowski, C.（2010）. Review of the literature on the effects of caring for a patient with cancer. *Psycho-Oncology, 19*（10）, 1013—1025.

Stevens, E., Martin, C. R., & White, C. A. (2011). The outcomes of palliative care day services: A systematic review. *Journal of Palliative Medicine, 25* (2), 153—169.

Sun, L., Liu, X., Weng, X., Deng, H., Li, Q., Liu, J., & Luan, X. (2022). Narrative therapy to relieve stigma in oral cancer patients: A randomized controlled trial. *International Journal of Nursing Practice, 28* (4), e12926.

Swartzman, S., Booth, J. N., Munro, A., & Sani, F. (2017). Posttraumatic stress disorder after cancer diagnosis in adults: A meta-analysis. *Depression and Anxiety, 34* (4), 327—339.

Tan, S.-H., Xu, Y., Wang, F., & Song, J. (2013). Ego depletion: Theory, influencing factors and research trend. *Advances in Psychological Science, 20* (5), 715—725.

Tang, S. T., & McCorkle, R. (2002). Use of family proxies in quality of life research for cancer patients at the end of life: A literature review. *Cancer Investigation, 20* (7—8), 1086—1104.

Tatrow, K., & Montgomery, G. H. (2006). Cognitive Behavioral therapy techniques for distress and pain in breast cancer patients: A meta-analysis. *Journal of Behavioral Medicine, 29* (1), 17—27.

Tedeschi, R. G., & Calhoun, L. G. (2004). Posttraumatic growth: Conceptual foundations and empirical evidence. *Psychological Inquiry, 15* (1), 1—18.

Tedeschi, R. G., Park, C. L., & Calhoun, L. G. (1998). *Posttraumatic growth: Positive changes in the aftermath of crisis.* New Jersey: Lawrence Erlbaum Associates Publishers.

Teixeira, R. J., Applebaum, A. J., Bhatia, S., & Brandão, T. (2018). The impact of coping strategies of cancer caregivers on psychophysiological outcomes: An integrative review. *Psychology Research and Behavior Management, 11*, 207—215.

Temel, J. S., Greer, J. A., Muzikansky, A., Gallagher, E. R., Admane, S., Jackson, V. A., Dahlin, C. M., Blinderman, C. D., Jacobsen, J., Pirl, W. F., Billings, J. A., & Lynch, T. J. (2010). Early palliative care for patients with metastatic non–small-cell lung cancer. *New England Journal of Medicine, 363* (8), 733—742.

Templeton, H., & Coates, V. (2003). Informational needs of men with prostate cancer on hormonal manipulation therapy. *Patient Education and Counseling, 49* (3), 243—256.

Teno, J. M., Clarridge, B. R., Casey, V., Welch, L. C., Wetle, T., Shield, R., & Mor, V. (2004). Family perspectives on end-of-life care at the last place of care. *JAMA, 291* (1), 88—93.

Theofilou, P., & Panagiotaki, H. (2012). A literature review to investigate the link between psychosocial characteristics and treatment adherence in cancer patients. *Oncology Reviews, 6* (1), e5.

Thornton, L. M., Andersen, B. L., & Blakely, W. P. (2010). The pain, depression, and fatigue symptom cluster in advanced breast cancer: Covariation with the hypothalamic–pituitary–adrenal axis and the sympathetic nervous system. *Health Psychology, 29* (3), 333—337.

Tolin, D. F., & Foa, E. B. (2006). Sex differences in trauma and posttraumatic stress disorder: A quantitative review of 25 years of research. *Psychological Bulletin, 132* (6), 959—992.

Tomarken, A., Holland, J., Schachter, S., Vanderwerker, L., Zuckerman, E., Nelson, C., Coups, E., Ramirez, P. M., & Prigerson, H. (2008). Factors of complicated grief pre-death in caregivers of cancer patients. *Psycho-Oncology, 17* (2), 105—111.

Tomich, P. L., & Helgeson, V. S. (2002). Five years later: A cross-sectional comparison of breast cancer survivors with healthy women. *Psycho-Oncology, 11* (2), 154—169.

Torvinen, S., Färkkilä, N., Sintonen, H., Saarto, T., Roine, R. P., & Taari, K. (2013). Health-related quality of life in prostate cancer. *Acta Oncologica, 52* (6), 1094—1101.

Traeger, L., Greer, J. A., Fernandez-Robles, C., Temel, J. S., & Pirl, W. F. (2012). Evidence based treatment of anxiety in patients with cancer. *Journal of Clinical Oncology, 30* (11), 1197—1205.

Tschann, J. M., Kaufman, S. R., & Micco, G. P. (2003). Family involvement in end-of-life hospital care. *Journal of the American Geriatrics Society, 51* (6), 835—840.

van den Beuken-van Everdingen, M. H. J., Hochstenbach, L. M., Joosten, E. A., Tjan-Heijnen, V. C., & Janssen, D. J. (2016). Update on prevalence of pain in patients with cancer: Systematic review and meta-analysis. *Journal of Pain and Symptom Management, 51* (6), 1070—1090.e9.

van der Spek, N., & Leeuw, V. D. (2016). Meaning-centered group psychotherapy for cancer survivors. In: W. S. Breitbart (Ed.), *Meaning-centered psychotherapy in the cancer setting: Finding meaning and hope in the face of suffering* (pp. 67—74).New York: Oxford University Press.

van Schoors, M., Caes, L., Knoble, N. B., Goubert, L., Verhofstadt, L. L., Alderfer, M. A., & Guest Editors: Cynthia A. Gerhardt, Cynthia A. Berg, Deborah J. Wiebe and Grayson N. Holmbeck. (2017). Systematic review: Associations between family functioning and child adjustment after pediatric cancer diagnosis: A meta-analysis. *Journal of Pediatric Psychology, 42* (1), 6—18.

Vilalta, A., Valls, J., Porta, J., & Viñas, J. (2014). Evaluation of spiritual needs of patients with advanced cancer in a palliative care unit. *Journal of Palliative Medicine, 17* (5), 592—600.

Vogelzang, N. J., Breitbart, W., Cella, D., Curt, G. A., Groopman, J. E., Horning, S. J., Itri, L. M., Johnson, D. H., Scherr, S. L., & Portenoy, R. K. (1997). Patient, caregiver, and oncologist perceptions of cancer-related fatigue: Results of a tripart assessment survey. The Fatigue Coalition. *Seminars in Hematology, 34* (3 Suppl 2), 4—12.

Vowles, K. E., & McCracken, L. M. (2010). Comparing the role of psychological flexibility and traditional pain management coping strategies in chronic pain treatment outcomes. *Behaviour Research and Therapy, 48* (2), 141—146.

Wachen, J. S., Patidar, S. M., Mulligan, E. A., Naik, A. D., & Moye, J. (2014). Cancer-related PTSD symptoms in a veteran sample: Association with age, combat PTSD, and quality of life. *Psycho-Oncology, 23* (8), 921—927.

Waldron, E. A., Janke, E. A., Bechtel, C. F., Ramirez, M., & Cohen, A. (2013). A systematic review of psychosocial interventions to improve cancer caregiver quality of life. *Psycho-Oncology, 22* (6), 1200—1207.

Walker, B. L., Nail, L. M., & Croyle, R. T. (1999). Does emotional expression make a difference in reactions to breast cancer? *Oncology Nursing Forum, 26* (6), 1025—1032.

Walker, J., Waters, R. A., Murray, G., Swanson, H., Hibberd, C. J., Rush, R. W., Storey, D. J., Strong, V. A., Fallon, M. T., Wall, L. R., & Sharpe, M. (2008). Better off dead: Suicidal thoughts in cancer patients. *Journal of Clinical Oncology, 26* (29), 4725—4730.

Walker, S. N., Sechrist, K. R., & Pender, N. J. (1987). The health-promoting lifestyle profile: Development and psychometric characteristics. *Nursing Research, 36* (2), 76—81.

Waller, A., Girgis, A., Johnson, C., Lecathelinais, C., Sibbritt, D., Seldon, M., Bonaventura, T., Currow, D., & Palliative Care Research Program team. (2012). Implications of a needs assessment intervention for people with progressive cancer: Impact on clinical assessment, response and service utilisation. *Psycho-Oncology, 21* (5), 550—557.

Wang, H., Yue, H., Ren, M., & Feng, D. (2021). Dyadic effects of family-functioning and resilience on quality of life in advanced lung cancer patients and caregivers: An actor-partner interdependence mediation model. *European Journal of Oncology Nursing, 52*, 101963.

Wang, T., Molassiotis, A., Chung, B. P. M., & Tan, J.-Y. (2018). Unmet care needs of advanced cancer patients and their informal caregivers: A systematic review. *BMC Palliative Care, 17* (1), 1—29.

Wang, T., Molassiotis, A., Chung, B. P. M., & Tan, J.-Y. (2019). Psychometric assessment of the Chinese version of the Problems and Needs in Palliative Care questionnaire-short version in advanced cancer patients. *BMC Palliative Care, 18* (1), 1—12.

Watson, M., & Kissane, D. W. (2011). *Handbook of psychotherapy in cancer care.* Wiley-Blackwell.

Watts, S., Leydon, G., Birch, B., Prescott, P., Lai, L., Eardley, S., & Lewith, G. (2014). Depression and anxiety in prostate cancer: A systematic review and meta-analysis of prevalence rates. *BMJ Open, 4* (3), e003901.

Wen, F.-H., Chou, W.-C., Hsieh, C.-H., Chen, J.-S., Chang, W.-C., & Tang, S. T. (2021). Distinct death-preparedness states by combining cognitive and emotional preparedness for death and their evolution for family caregivers of terminally ill cancer patients over their last 6 months of life. *Journal of Pain and Symptom Management, 62* (3), 503—511.

Wenrich, M. D., Curtis, J. R., Shannon, S. E., Carline, J. D., Ambrozy, D. M., & Ramsey, P. G. (2001). Communicating with dying patients within the spectrum of medical care from terminal diagnosis to death. *Archives of Internal Medicine, 161*（6）, 868—874.

When Someone You Love Is Being Treated for Cancer.（2014）. National Cancer Institute.

Wilson, K. G., Dalgleish, T. L., Chochinov, H. M., Chary, S., Gagnon, P. R., Macmillan, K., De Luca, M., O'Shea, F., Kuhl, D., & Fainsinger, R. L.（2016）. Mental disorders and the desire for death in patients receiving palliative care for cancer. *BMJ Supportive and Palliative Care, 6*（2）, 170—177.

Wong, R. K., Franssen, E., Szumacher, E., Connolly, R., Evans, M., Page, B., Chow, E., Hayter, C., Harth, T., Andersson, L., Pope, J., & Danjoux, C.（2002）. What do patients living with advanced cancer and their carers want to know?—A needs assessment. *Supportive Care in Cancer, 10*（5）, 408—415.

Wong-Kim, E., Sun, A., Merighi, J. R., & Chow, E. A.（2005）. Understanding quality-of-life issues in Chinese women with breast cancer: A qualitative investigation. *Cancer Control Journal of the Moffitt Cancer Center, 12*（Suppl. 2）, 6—12.

Wright, A. A., Keating, N. L., Ayanian, J. Z., Chrischilles, E. A., Kahn, K. L., Ritchie, C. S., Weeks, J. C., Earle, C. C., & Landrum, M. B.（2016）. Family perspectives on aggressive cancer care near the end of life. *JAMA, 315*（3）, 284—292.

Wright, A. A., Keating, N. L., Balboni, T. A., Matulonis, U. A., Block, S. D., & Prigerson, H. G.（2010）. Place of death: Correlations with quality of life of patients with cancer and predictors of bereaved caregivers' mental health. *Journal of Clinical Oncology, 28*（29）, 4457—4464.

Yağmur, Y., & Duman, M.（2016）. The relationship between the social support level perceived by patients with gynecologic cancer and mental adjustment to cancer. *International Journal of Gynecology and Obstetrics, 134*（2）, 208—211.

Yim, J., Shaw, J., Viney, R., Arora, S., Ezendam, N., & Pearce, A.（2021）. Investigating the association between self-reported comorbid anxiety and depression and health service use in cancer survivors. *PharmacoEconomics, 39*（6）, 681—690.

Zhang, A. Y., & Siminoff, L. A.（2003）. Silence and cancer: Why do families and patients fail to communicate? *Health Communication, 15*（4）, 415—429.

Zimmermann, C., Swami, N., Krzyzanowska, M., Hannon, B., Leighl, N., Oza, A.,

Moore, M., Rydall, A., Rodin, G., Tannock, I., Donner, A., & Lo, C. (2014). Early palliative care for patients with advanced cancer: A cluster-randomised controlled trial. *The Lancet, 383* (9930), 1721—1730.

Zung, W. W. K. (1986). Zung self-rating depression scale and depression status inventory. In: N. Sartorius & T. A. Ban (Eds.), *Assessment of depression* (pp. 221—231). Berlin, Heidelberg: Springer.

图书在版编目（CIP）数据

生命的脆弱与力量：给癌症患者、家属及工作者的
参考书 / 周宁宁著. — 上海：上海教育出版社，2025.4
（俊秀青年书系）
ISBN 978-7-5720-2477-1

Ⅰ.①生… Ⅱ.①周… Ⅲ.①癌—病人—心理疏导
Ⅳ.①R395.6

中国国家版本馆CIP数据核字(2023)第249105号

策划编辑　金亚静
责任编辑　徐凤娇　林　婷
封面设计　施雅文

俊秀青年书系
生命的脆弱与力量：给癌症患者、家属及工作者的参考书
周宁宁　著

出版发行　上海教育出版社有限公司
官　　网　www.seph.com.cn
地　　址　上海市闵行区号景路159弄C座
邮　　编　201101
印　　刷　上海叶大印务发展有限公司
开　　本　890×1240　1/32　印张 9.375
字　　数　217 千字
版　　次　2025年5月第1版
印　　次　2025年5月第1次印刷
书　　号　ISBN 978-7-5720-2477-1/B·0061
定　　价　69.00 元